SARCOPENIA

サルコペニア 30のポイント

高齢者への適切なアプローチをめざして

編集

関根里恵
東京大学医学部附属病院 副病態栄養治療部長

小川純人
東京大学大学院医学系研究科 加齢医学准教授

フジメディカル出版

企画・編集にあたって

　加齢に伴うさまざまな機能変化のなかでも，歩行能力，運動機能，視力，記銘力，腎機能をはじめとした人間の身体機能，生理機能は年齢に従って低下していくことが知られており，更年期以降の性ホルモン低下や栄養障害による影響も認められやすくなる．なかでもとくに，筋量と筋力の進行性かつ全身性の減少を特徴とするサルコペニアによって，高齢者の身体機能は一層低下するとともにactivities of daily life（ADL）の自立を保つことが困難となり，結果的にフレイルや転倒・骨折などによる要介護状態に陥る場合も少なくない．そのため，超高齢社会を迎えたわが国においてサルコペニアの早期発見，早期対策は介護予防の観点からもきわめて重要であると考えられる．学問的には，学会等によってサルコペニア診療ガイドラインや同診断基準が発表されるなど，サルコペニアに関する概念・病態ならびに栄養・運動介入等による予防対策について体系化が進みつつある一方で，未だ高齢者医療・介護に携わるスタッフを含め広く理解されるには至っていない状況である．

　そこで本書では，高齢者医療・介護に関わる幅広いスタッフの方々を対象に，わかりやすいQ&A方式を採用し，手軽かつ実際的な用途に応じて理解が深められる内容を目指し企画，改訂された．具体的には，サルコペニアの概念や病態生理，診断，予防・治療法のほか，高齢者の実際的かつ効果的な栄養管理方法や高齢者の状況・特性に応じたアプローチ等を最新の研究成果や知見も交えてご紹介いただいた．とくに今回の改訂版では，本書の初版である「サルコペニア24のポイント」を2013年に発行してから約5年経過したことや，その間の新しい知見・ガイドライン等を踏まえて当初の24項目から30項目に設問数を増やし，各項目を大幅にアップデートさせたことなどを強調したい．

　本書を通じて，高齢者医療・介護に関わる方々のサルコペニアに対する理解が一層深まり，今後の高齢者に対する診療・介護・研究の新たな展開に少しでも貢献できることを期待している．

2018年6月

東京大学医学部附属病院病態栄養治療部　　関根 里恵
東京大学大学院医学系研究科加齢医学　　小川 純人

執筆者一覧 (執筆順，＊印は編者)

小川 純人＊	東京大学大学院医学系研究科 加齢医学准教授
幸 篤武	高知大学人文社会科学系 教育学部門講師
下方 浩史	名古屋学芸大学大学院栄養科学研究科教授
佐竹 昭介	国立長寿医療研究センター フレイル予防医学研究室長／老年内科医長
石橋 英明	伊奈病院 整形外科部長
杉本 研	大阪大学大学院医学系研究科 老年・総合内科学講師
安藤 富士子	愛知淑徳大学 健康医療科学部教授
矢可部 満隆	東京大学医学部附属病院 老年病科助教
石井 伸弥	東京大学医学部附属病院 老年病科助教
野村 和至	野村医院 院長
若林 秀隆	横浜市立大学附属市民総合医療センター リハビリテーション科講師
島田 裕之	国立長寿医療研究センター 老年学・社会科学研究センター 予防老年学研究部長
重本 和宏	東京都健康長寿医療センター研究所 老年病態研究チーム 研究部長
金 憲経	東京都健康長寿医療センター研究所 自立促進と精神保健研究チーム 研究部長
山﨑 裕司	高知学園高知リハビリテーション学院 教授（図書館長）
関根 里恵＊	東京大学医学部附属病院 副病態栄養治療部長
冨樫 仁美	東京大学医学部附属病院 病態栄養治療部管理栄養士
大藏 倫博	筑波大学体育系准教授／高齢精医療イノベーション研究コア長
牧迫 飛雄馬	鹿児島大学医学部保健学科 基礎理学療法学講座教授
長谷川 陽子	東京大学医学部附属病院 病態栄養治療部管理栄養士
澤田 実佳	東京大学医学部附属病院 病態栄養治療部管理栄養士
北久保 佳織	筑波大学附属病院 病態栄養部管理栄養士
鈴木 裕介	名古屋大学医学部附属病院 地域連携・患者相談センター病院准教授
海老原 覚	東邦大学大学院医学研究科 リハビリテーション医学講座教授
海老原 孝枝	杏林大学医学部 高齢医学講座准教授
山口 潔	ふくろうクリニック等々力 院長
柴崎 孝二	東京大学医学部附属病院 老年病科助教
窪田 直人	東京大学医学部附属病院 糖尿病・代謝内科／病態栄養治療部長
伊地知 秀明	東京大学医学部附属病院 副病態栄養治療部長

目 次

　　企画・編集にあたって ……………………………………………………… 3

概念・定義・疫学
　Q 1　サルコペニアの定義を教えてください ………………… 小川 純人　8
　Q 2　罹患の実態について教えてください ………………幸 篤武・下方 浩史　12
　Q 3　フレイルの概念，およびサルコペニアとの関連について
　　　　教えてください ……………………………………………… 佐竹 昭介　17
　Q 4　ロコモティブシンドローム，およびサルコペニアとの関連に
　　　　ついて教えてください ……………………………………… 石橋 英明　22
　Q 5　生活習慣病とサルコペニアとの関連性について教えてください
　　　　………………………………………………………………… 杉本 研　27

病態生理
　Q 6　サルコペニア高齢者の特徴は？ ─遺伝子，性差，環境，生活習慣など
　　　　…………………………………………………… 安藤 富士子・下方 浩史　32
　Q 7　どのような機序で起こるのですか？ …………………… 矢可部 満隆　37
　Q 8　サルコペニアの原因にはどのようなものがありますか？
　　　　………………………………………………………………… 石井 伸弥　42
　Q 9　サルコペニアが原因となって引き起こされる機能障害や疾患・合併症には
　　　　どのようなものがありますか？ …………………………… 野村 和至　47
　Q 10　サルコペニアの摂食嚥下障害について教えてください
　　　　………………………………………………………………… 若林 秀隆　53

サルコペニアの診断
　Q 11　サルコペニアの診断基準はありますか？ ……………… 島田 裕之　58
　Q 12　診断のためのバイオマーカーについて教えてください
　　　　………………………………………………………………… 重本 和宏　63
　Q 13　診断のための臨床症候について教えてください ……… 金 憲経　68
　Q 14　筋力の基準値について教えてください ………………… 山﨑 裕司　74

治療と予防

- Q15　治療法にはどのようなものがありますか？ ……………… 小川 純人　79
- Q16　栄養管理ではどのようなことに注意すればよいでしょうか？
  （栄養管理では，どのようなことがありますか？）……………… 関根 里恵　84
- Q17　高齢者の調理の工夫は？ ……………………………………… 冨樫 仁美　90
- Q18　運動による治療と予防効果について教えてください
  ……………………………………………………………… 大藏 倫博　96
- Q19　リハビリテーションについて教えてください ………… 牧迫 飛雄馬　101

栄養管理の実際

- Q20　高齢者の栄養評価法は？ ……………………………… 長谷川 陽子　106
- Q21　高齢者に必要な栄養素は？ …………………………… 澤田 実佳　111
- Q22　必要な栄養素をとるための工夫は？ ………………… 関根 里恵　119
- Q23　低栄養状態な高齢者の管理ポイントは？ …………… 北久保 佳織　125
- Q24　介助者（家族）に必要な「高齢者栄養管理の心得10か条」とは？
  …………………………………………………………… 澤田 実佳　130

高齢者の状況に応じたアプローチ

- Q25　在宅療養高齢者の場合に注意すべきポイントは？ ……… 鈴木 裕介　136
- Q26　摂食・嚥下など障害がある高齢者で注意すべきポイントは？
  ………………………………………………………… 海老原 覚・海老原 孝枝　141
- Q27　認知症などの障害がある高齢者で注意すべきポイントは？
  ………………………………………………………………… 山口 潔　146
- Q28　とくに長期臥床高齢者の場合に注意すべきポイントは？
  ………………………………………………………………… 柴崎 孝二　151
- Q29　高齢者糖尿病の場合に注意すべきポイントは？ ……… 窪田 直人　156
- Q30　担がん患者で注意すべきポイントは？ ……………… 伊地知 秀明　161

索引 …………………………………………………………………………… 166

Q1 サルコペニアの定義を教えてください

A 小川 純人

- 加齢に伴う筋量・筋力低下はサルコペニアと呼ばれる
- The European Working Group on Sarcopenia in Older People (EWGSOP) によるコンセンサスではサルコペニアを「筋量と筋力の進行性かつ全身性の減少に特徴づけられる症候群で, 身体機能障害, QOL低下, 死のリスクを伴うもの」と定義されている
- わが国を含めたアジアにおいても, 筋量・筋力・身体機能を指標にサルコペニアを評価するアルゴリズムが提案されている

1 サルコペニアとは

　高齢者においてフレイルの重要な要素として加齢性筋肉減少症(サルコペニア)が知られているが, 加齢に伴う性ホルモン低下など液性因子の変化や栄養障害が, サルコペニアの発症, 進展に関与している可能性が考えられている。また, 加齢に伴う身体機能, 生理機能などの低下に加えて, 骨格筋減少ならびに相対的な内臓脂肪増加が高齢者の身体機能低下と関連することも次第に明らかとなってきておりサルコペニア肥満として理解されている。実際的にはこうした体組成変化, 身体機能低下, 老年症候群など複合的な要因によってフレイル, 要介護状態に陥る場合も少なくない。サルコペニアとはsarx, peniaというギリシャ語の筋肉, 喪失という語を組み合わせたもので1989年Rosenbergによって提唱され[1], その後次第に筋量以外に筋力や身体機能の低下についても含まれるようになってきた。

2 骨格筋量・筋力の加齢変化

高齢者を対象としたdual energy X-ray absorption（DEXA）を用いた筋量測定では，若年者筋量の2SD以下の割合が65〜70歳では20%前後であるのに対し，80歳以上では50%以上とサルコペニアの頻度は年齢とともに増加していることが示唆され，下半身における筋力低下がおもに認められる。筋力低下については，高齢者の膝進展筋力は健常成人に比べ20〜40%程度の低下が認められ90歳以上では一層の低下が認められる[2]。サルコペニアの基準に関しては，DEXA法から求めた四肢筋肉量の合計値を身長の2乗で除した骨格筋指数〔skeletal muscle mass index（SMI）；四肢除脂肪軟組織量/身長^2〕が用いられ，健常成人におけるSMI値平均から2標準偏差（SD）未満のものをサルコペニアとすることが多く，男性で6.87kg/m^2，女性で5.46kg/m^{2}未満としたわが国の報告もある[3]。

3 EWGSOPやAWGSのコンセンサスによるサルコペニアの定義

サルコペニアの定義については，The European Working Group on Sarcopenia in Older People（EWGSOP）によるコンセンサスが2010年に発表され，そこでは「筋量と筋力の進行性かつ全身性の減少に特徴づけられる症候群で，身体機能障害，QOL低下，死のリスクを伴うもの」と定められた[4]。同コンセンサスでは，筋量・筋力低下（握力：男性30kg未満，女性20kg未満），身体機能低下（歩行速度0.8m/秒以下）から構成される臨床的な診断手順が示された（図1）。そこでは65歳以上の高齢者を対象とし，筋量低下が必須条件とされ，それに筋力低下，または身体機能低下のどちらかが加われば，サルコペニアの診断に至る。また，同コンセンサスでは加齢によるサルコペニアを原発性サルコペニアと位置づけ，活動量低下（ベッド上安静，体調不良，無重力状態，不活発な生活習慣，廃用）・低栄養（食思不振，摂食不良，吸収不良）・疾患（悪性腫瘍，炎症性疾患，臓器不全，内分泌疾患）等に関連するものを二次性サルコペニアと分類している。また，サルコペニアの重症度や段階についても同コンセンサスにて概念的に提案されている。実際，筋力や身体機能の低下を認めない筋量低下を前サルコペニア，筋量低下に加えて筋

概念・定義・疫学

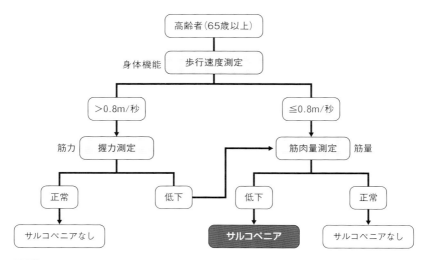

図1 EWGSOPコンセンサスによるサルコペニア診断手順

(文献4より引用改変)

力低下または身体機能低下を認める場合をサルコペニア、筋量低下・筋力低下・身体機能低下の3つを全て満たす場合を重度サルコペニアという病期分類も行われている（**表1**）。最近、アジアにおけるサルコペニアの専門家によるワーキンググループがAsian Working Group for Sarcopenia (AWGS) として構成され、AWGSによって日本を含むアジア人を対象としたサルコペニアの診断基準や診断アルゴリズムが発表された[5]。そこでは高齢者（60歳または65歳以上）を対象に握力および歩行速度をまず測定し、握力低下、歩行速度低下の一方あるいは両方を認めた場合に筋量測定を行う手順が示されている。

　サルコペニアによって転倒、歩行速度低下、活動度低下、基礎代謝低下など、バランス障害、生活機能障害が引き起こされ、フレイルや要介護状態の進行につながる可能性が高くなる。また、サルコペニアに伴う筋力やバランス機能の低下は、転倒リスクのなかで内的要因に位置づけられ、高齢者の転倒・骨折に大きな影響を与える。このように複合的な背景や成因が考えられるサルコペニアでは、高齢者の身体機能低下に加

表1 サルコペニアの診断基準ならびに病期

【診断基準】
低筋量に加えて**低筋力**あるいは**低運動機能**が揃うことに基づく

【病期】

病期	筋量	筋力	運動機能
前サルコペニア	低下		
サルコペニア	低下	低下 or 変わらず	低下
重度サルコペニア	低下	低下	低下

えてADLや生命予後を規定することにつながり，本人や介護者のquality of life（QOL）を低下させてしまう場合が多く，その対策は重要である。今後の学際的研究を通じてサルコペニアの病態解明が進み，その予防・診断・治療に向けた展開が期待される。

文献

1) Rosenberg IH: Summary comments. Am J Clin Nutr 50: 1231-1233, 1989
2) Doherty TJ: Invited review: Aging and sarcopenia. J Appl Physiol 95: 1717-1727, 2003
3) Sanada K et al: A cross-sectional study of sarcopenia in Japanese men and women: reference values and association with cardiovascular risk factors. Eur J Appl Physiol 110: 57-65, 2010
4) Cruz-Jentoft AJ et al: Sarcopenia: European consensus on definition and diagnosis: Report of the European Working Group on Sarcopenia in Older People. Age Ageing 39: 412-423, 2010
5) Chen LK et al: Sarcopenia in Asia: consensus report of the Asian Working Group for Sarcopenia. J Am Med Dir Assoc 15: 95-101, 2014

Q2 罹患の実態について教えてください

A 幸 篤武　下方 浩史

- 日本人高齢者のサルコペニアの有病率は男性が9.6%, 女性が7.7%であった
- 男性では年代の上昇にともないサルコペニアの有病率は上昇した
- サルコペニアの発症率は男性8.6%, 女性6.8%であった

1 サルコペニアの定義

　当初のサルコペニアはその語源が示す通り「筋量の減少」のみを捉えたものであったが，後に「筋力の低下」や実生活に重要な起居動作や歩行などの「身体機能の低下」がその範疇となったように[1]，サルコペニアの定義は変遷を遂げてきた。また筋力低下に重きを置いたダイナペニアのような類似の概念が生まれるなど，混乱が生じることもあった。

　2014年にAsian Working Group for Sarcopenia (AWGS) により，アジア人を対象としたサルコペニアの定義や基準値が診断のアルゴリズムとともに示されることとなった[2]。AWGSの示したサルコペニアは，欧州の定義に習うかたちで「筋量の減少」に加え「筋力の低下」かつ／または「身体機能の低下」をともなうものとしている[1]。これらは筋量減少を必須としていることから，サルコペニアの原理的定義を踏襲したものといえる。本項では，このAWGSの基準について述べることとする。

2 筋量減少の定義と実態

　AWGSのサルコペニア判定における筋量の評価は，内臓重量の影響を受けない四肢を対象とし，DXA（二重エネルギーX線吸収法）または

表1 性・年代別にみたサルコペニアの有病率

		NILS-LSA 第7次調査			
		筋量減少	筋力低下	身体機能低下	サルコペニア
男性	65～74歳	33.5%	2.3%	2.3%	2.3%
	75～84歳	52.6%	16.8%	7.4%	15.3%
	85歳以上	78.3%	43.5%	26.1%	47.8%
	p for trend	<0.0001	<0.0001	<0.0001	<0.0001
女性	65～74歳	18.2%	12.0%	3.1%	5.0%
	75～84歳	22.4%	30.2%	12.9%	11.7%
	85歳以上	24.2%	48.5%	36.4%	6.1%
	p for trend	n.s.	<0.0001	<0.0001	n.s.

傾向性p値はCochran-Mantel-Haenstzel Testによる。　　　　　　（文献3より引用改変）

BIA（生体インピーダンス法）にて得られた四肢筋量を身長の2乗で除したSMI（skeletal muscle index; kg/m^2）を指標に用いる。AWGSにより示された筋量減少の基準値では，DXAでは男性が7.0kg/m^2，女性が5.4kg/m^2，BIAでは男性が7.0kg/m^2，女性が5.7kg/m^{2}となっている[2]。

「国立長寿医療研究センター・老化に関する長期縦断疫学研究（NILS-LSA）」では，地域から無作為抽出された一般住民を対象にDXAによる筋量測定を実施している。そのうち，NILS-LSAの第7次調査（2010年～2012年）に参加した65歳以上の高齢者949人のデータより，65歳以上の高齢者全体では男性の約43.2%が，女性の20.2%が筋量減少に該当した（**表1**）[3]。また男性においてその比率は，65歳以上75歳未満のいわゆる前期高齢者と比較して75歳以上の後期高齢者，85歳以上の超高齢者で高かった（p trend <0.0001）。一般に，女性と比較して男性で筋量は多く，加齢による筋量の減少は男性で顕在化しやすい。また男性ホルモンであり，強力な蛋白同化作用を有する遊離テストステロンの加齢にともなう血中濃度の低下も，男性における筋量減少を加速させることが知られている。

NILS-LSAにおける筋量減少の有病率を基として，総務省統計局発表の5歳階級別人口推計（平成26年1月時点）を用い，筋量減少の該当者数について全国推計を行ったところ，65歳以上の高齢者では男性594万人，女性369万人であった[3]。

概念・定義・疫学

❸ 筋力低下の定義と実態

　下肢の筋力は，歩行や起居動作などの身体機能と強く関連する。しかしながら，下肢筋力の測定には大型の専用機器を必要とするため，筋力の判定に用いることは難しい。一方，握力は小型の検査器具で測定可能であり，文部科学省の実施する新体力テストの測定項目に含まれるなど，一般に広く知られた検査である。AWGSでは握力を指標としており，基準値を男性26kg，女性18kgとしている[2]。

　NILS-LSAのデータでは，65歳以上の高齢者全体では男性の10.0%，女性の21.5%が筋力低下に該当した（**表1**）[3]。男女ともに年代の上昇に従い筋力低下の有病率は上昇した（p trend <0.0001）。筋力低下の該当者数の全国推計値は，65歳以上の高齢者全体では男性138万人，女性392万人であった[3]。

❹ 身体機能低下の定義と実態

　歩行速度は筋力低下の影響を強く受け，加齢にともない低下する。また，歩行速度の低下は転倒の発生と関連するなど，歩行速度の測定はサルコペニアの評価において重要といえる。歩行速度は，床面が水平であれば病棟の廊下などでも測定可能であり，簡便に実施できる。実生活では1m/secは横断歩道の青信号の設計速度として知られるが，AWGSの基準値では普通歩行速度0.8m/secに設定されている[2]。一方でこの基準値について，科学的根拠に基づいた数値ではないことが同時に注意点として示されている[2]。

　NILS-LSAにおける身体機能低下の有病率は，65歳以上の高齢者全体では男性の5.4%，女性の9.2%であった[3]。筋力低下と同様に，男女ともに年代の上昇に従い身体機能低下の有病率は上昇した（p trend <0.0001）。身体機能低下の該当者数の全国推計値は，65歳以上の高齢者全体では男性75万人，女性167万人であった[3]。

❺ サルコペニアの実態

　AWGSの示すアルゴリズムに従い[2]，NILS-LSAデータを用いてサル

▶ Q.2 罹患の実態について教えてください

コペニア判定を行ったところ，65歳以上の高齢者全体では男性の9.6%，女性の7.7%がサルコペニアに該当した[3]。男性では年代の上昇とともに有病率は上昇する傾向を示した（p trend <0.0001）。一方，女性では年代とサルコペニア有病率との間に有意な関連を認めなかった。同じAWGSの基準を用いた報告では，これまでに中国人高齢者では男性が6.4%，女性が11.5%[4]，台湾では男性9.3%，女性が4.1%とされており[5]，一般住民を対象とした場合ではサルコペニアの有病率は10%前後となるようである。なお欧米の研究では，介護施設や病棟など身体機能に障害を抱える者が対象者に多く含まれることで有病率は上昇することが報告されており，日本においても同様の結果になると考えられる。

　NILS-LSAにおけるサルコペニアの有病率を基とした場合の日本人高齢者におけるサルコペニア有病者数推計値は，男性が約132万人，女性が約139万人であった。図1には，筋量減少，筋力低下，身体機能低下の重複状況を有病者数により示した。サルコペニア該当者の重複状況では，筋量減少と筋力低下との重複が男女ともに最多で，サルコペニアの原因の6割以上を占めていた。一方で，AWGSや欧州の基準では筋量減少を

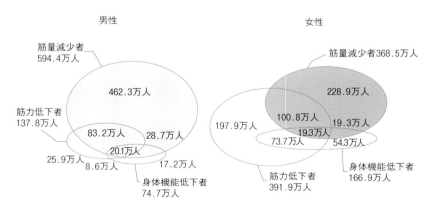

図1 サルコペニアの有病者数
有病者数は，NILS-LSA第7次調査における筋量，握力，普通歩行速度の測定結果と，総務省統計局発表の5歳階級別人口推計（平成26年1月時点）に基づき推計した。

（文献3より引用）

サルコペニアの前提としているが，男女ともに筋量減少に非依存的な筋力または身体機能低下者が相当数存在している。その数は男性と比較して女性で多く，女性ではサルコペニアの有病者数よりも多い結果となっている。これは骨格筋の脂肪変性や運動神経の退廃，速筋線維の萎縮など，筋の質的問題に起因するものと考えられており，とくに女性でその影響は大きいためと推察される。したがって単にサルコペニアとして評価するだけではなく，筋力などに依存的な日常生活に障害をきたすなどしていないか，実生活の状況についても併せて評価する必要があるといえる。

文 献

1) Cruz-Jentoft AJ et al: Sarcopenia: European consensus on definition and diagnosis. Age Ageing 39: 412-423, 2010
2) Chen LK et al: Sarcopenia in Asia: consensus report of the Asian Working Group for Sarcopenia. J Am Med Dir Assoc 15: 95-101, 2014
3) 幸 篤武ほか: サルコペニアの疫学II. 最新医学 70: 37-43, 2015
4) Han P et al: Prevalence and Factors Associated With Sarcopenia in Suburb-dwelling Older Chinese Using the Asian Working Group for Sarcopenia Definition. J Gerontol A Biol Sci Med Sci 71: 529-535, 2016
5) Huang CY et al: Association of Dynapenia, Sarcopenia, and Cognitive Impairment Among Community-Dwelling Older Taiwanese. Rejuvenation Res 19: 71-78, 2016

Q3 フレイルの概念，およびサルコペニアとの関連性について教えてください

A

佐竹 昭介

- フレイルは，些細なストレスでも健康障害をきたしやすい脆弱な状態と定義され，身体面，精神心理面，社会面など，多面的な脆弱性を包括した概念である
- サルコペニアは，筋肉量の喪失を主体にした身体機能低下を表す概念で，身体的フレイルの中核的病態と位置付けられる

1 フレイルの概念

　わが国では，日本老年医学会が2014年に「フレイルに関するステートメント」を発表し，「フレイルとは，高齢期に生理的予備能が低下することでストレスに対する脆弱性が亢進し，生活機能障害，要介護状態，死亡などの転帰に陥りやすい状態」と表した。たとえば，些細な感染症や外傷などを契機に，寝込む時間が増え，食欲低下や体重減少から心身機能低下に拍車がかかり，以前のような状態に回復できなくなった高齢者を「フレイル高齢者」と考えることができる。また，このステートメントでは，「筋力の低下により俊敏性が失われて転倒しやすくなるような身体的問題のみならず，認知機能障害やうつなどの精神・心理的問題，独居や経済的困窮などの社会的問題を含む概念である」とも述べられており，フレイルは多面的な脆弱性を包括した概念と考えられる[1]。

　しかしながら，フレイルの捉え方は世界的にも未だ統一されておらず，健康な状態と障害のある状態の中間的な段階に位置づける考え方[2]と，ハイリスク状態から重度障害状態までをも含める考え方がある[3]。日本老年医学会は，健康長寿社会の実現に向けた介護予防を視野に入れる概念として，前者の立場をとったステートメントを提唱している[1]。

概念・定義・疫学

2 身体的フレイルの概念モデル

フレイルは多面的な脆弱性を包括した概念であるが，その中核となるのは身体的フレイルである。身体的フレイルを生ずる機序には，恒常性維持機構の衰退が基盤にあると考えられている[4]。図1Aのように，生体にはさまざまな物質や系が存在し，個々の物質や系を統合する機構がなければ，ばらばらになり個体としての営みが行えない。すなわち，生体は恒常性維持機構により，多数のさまざまな系が統合され，個体としての生命の営みが可能になっている。健康な状態では，それぞれの系と恒常性維持機構のバランスが釣り合っているが，そのバランスが崩れることで疾患が発症する。若年者では，一部の系で閾値を超えてバランスが崩れても，恒常性維持機構全体は正常に機能しているため，障害を受ける系は最小限に留まり，その他の多数の系は崩れることなく生命の営みを続ける（図1B）。しかし，いわゆるフレイル高齢者では，恒常性維持機構に衰退が生じているため，若年者の場合とは異なり，一つの系の障害に留まらず，複数の系に障害が起こり，さまざまな臨床症状や障害として表在化する（図1C）。このような複数の系にまたがる脆弱な恒常性維持機構の潜在により，ストレスによる障害を受けやすく回復しづらい状況がもたらされる。フレイル高齢者では，たとえば，風邪をこじらせて肺炎を起こし，さらに心不全を合併し，せん妄状態を起こしたり，運動器の機能低下が起こって転倒したり，と複数の臓器やシステムにまたがる障害をきたす危険を孕んでいる。

3 身体的フレイルとphenotype model

身体的フレイルの生物学的機序を説明するモデルとして代表的なものが，米国のFriedやWalstonらによって提唱されたphenotype modelである[5]。その説明は次の通りである。生体は加齢にともない，ミトコンドリア機能障害や酸化ストレスを被り，DNA損傷など遺伝子発現に悪影響が現れる。このような状態は，代謝系や免疫系，循環器系など多数の生理系へ影響し，身体機能を支えるホメオスターシスのネットワークに支障をきたすようになる。そして代償機構が働きにくい内的環境をもたらし，次第に疲れ

▶ Q.3 フレイルの概念，およびサルコペニアとの関連性について教えてください

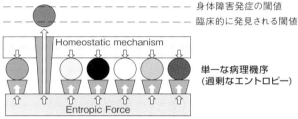

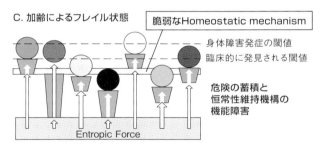

＊Homeostatic mechanismが身体機能を制御できない状態であるため一つの系へのストレスに起因して，複数の障害が引き起こっている。

図1 フレイルの概念モデル

(文献4より)

やすさの増悪，活動性の低下，筋力の低下，動作の緩慢性，体重の減少などの徴候が現れる。このような徴候が一定以上に集積すると，さまざまな健康障害を招くフレイル状態を形成する。Friedらは，これら5つの徴候のうち，3つ以上に該当する場合をフレイル，1〜2つに該当する場合をプレ

フレイル，いずれにも該当しない場合をロバスト（健常）とすることを提唱した。そして，米国の地域在住高齢者約5,000人を対象としたCardiovascular Health Study（CHS）において，このフレイル評価が将来的な生活機能障害や生命予後に有意な影響を及ぼすことを示し，phenotype modelに基づくフレイル評価の妥当性と有用性を明らかにした[5]。この調査で用いた診断基準にちなんで，CHS基準と呼ぶこともある。

4 サルコペニアと身体的フレイル

サルコペニアは筋肉量の減少を必須とした概念で，筋力の低下または筋肉機能の低下（多くの場合，歩行速度の低下で評価される）のいずれかを伴う場合に診断される。身体的フレイルが必ずしも筋肉量の減少には言及せず，加齢に伴うさまざまな要因による機能低下に着目しているのに対し，サルコペニアでは身体組成の変化が主体であり，より限定された生物学的病態に焦点が当てられている。サルコペニアは，加齢が原因となる一次性サルコペニアと，身体活動の低下，疾患，栄養不足などにより生じる二次性サルコペニアに分類されており，因果関係が明確に示されている。

前述のphenotype modelによる身体的フレイルの中では，サルコペニアはその中核的な病態として位置づけられ，以下に示すような悪循環を形成すると考えられている。すなわち，サルコペニアに伴う筋肉量の減少は，筋力の低下のみならず，体構成蛋白の減少により安静時代謝を低下させる。筋力低下は筋肉機能の低下，活動性低下を起こし，総エネルギー消費を低下させる。このような変化はともに，食欲の低下や栄養摂取不良をもたらし，体重減少や筋肉量の減少を加速させる。また，筋力の低下や筋肉機能の低下は，バランス障害や転倒に関連し，身体機能障害や生活機能障害を起こし，人の自立機能を奪っていく。このような一連の悪循環をフレイルサイクル（**図2**）[5]と呼び，その負の連鎖を最小限にし，改善に向けた介入を行うことが重要になっている。

おわりに

サルコペニアとフレイルは，しばしば同義語のように扱われることが

▶ Q.3 フレイルの概念，およびサルコペニアとの関連性について教えてください

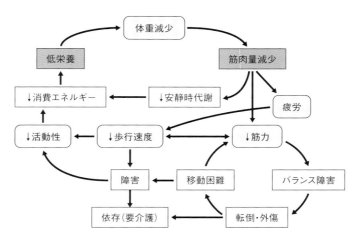

図2 フレイルサイクル

(文献5を改変)

あるが，サルコペニアは筋肉量の減少を主体とした身体機能低下を表す概念であり，フレイルは加齢に関連する多元的な要因でもたらされる脆弱性を表す概念である．サルコペニアが身体的フレイルの中核病態として位置づけられるのに対し，フレイルは身体的脆弱性のみならず，精神・心理的，社会的な脆弱性をも含む包括的な概念である．

文献
1) 日本老年医学会：フレイルに関する日本老年医学会からのステートメント．
   http://www.jpn-geriat-soc.or.jp/info/topics/pdf/20140513_01_01.pdf
2) Abellan van Kan G et al: The I.A.N.A. Task Force on frailty assessment of older people in clinical practice. J Nutr Health Aging 12: 29-37, 2008
3) Rockwood K et al: A global clinical measure of fitness and frailty in elderly people. CMAJ 173: 489-495, 2005
4) Fried LP et al: Frailty. In: Hazzard's Geriatric Medicine and Gerontology, Sixth Edition., McGraw-Hill Education, Columbus, 2009, pp631-645
5) Fried LP et al: Frailty in older adults: evidence for a phenotype. J Gerontol A Biol Sci Med Sci 56(3): M146-156, 2001

Q4 ロコモティブシンドローム，およびサルコペニアとの関連について教えてください

石橋 英明

A
- ロコモティブシンドロームは，運動器の障害により移動機能が低下した状態と定義され，進行すると要支援・要介護のリスクが高くなる
- ロコモティブシンドロームもサルコペニアも運動機能の低下により高齢期の自立を脅かすため，健康寿命延伸の阻害因子である
- ロコモティブシンドロームは運動器全体の脆弱化を表し，筋肉の脆弱化であるサルコペニアを概念的に包含し，判定基準上もサルコペニアより該当率が高いと考えられる

はじめに

ロコモティブシンドローム（以下，ロコモ）は「運動器の障害のために移動機能の低下をきたした状態」と定義され[1]，運動器の脆弱化を包括的に示す概念である。運動器の障害とは加齢にともなう運動機能の低下や，中高年期に多い変形性関節症や変形脊椎症，骨粗鬆症などの運動器疾患を総称したものである。運動器の障害が進行すると要支援・要介護のリスクが高くなるため，日本が超高齢社会になった2007年に，高齢者の自立の維持，すなわち健康寿命の延伸を目標としてロコモの概念が提唱された（図1）。

1 ロコモティブシンドロームの背景と対策の目標

わが国の高齢化率は上昇の一途を辿り，高齢化率は2025年には30％，2060年には40％に達すると推測されている[2]。高齢化率の上昇だけでなく，高齢者のなかでも高年齢化が進む「高齢者の高齢化」が今後の大きな課題となり，それにともなう要支援・要介護者の増加に対処しなければな

▶ Q.4 ロコモティブシンドローム，およびサルコペニアとの関連について教えてください

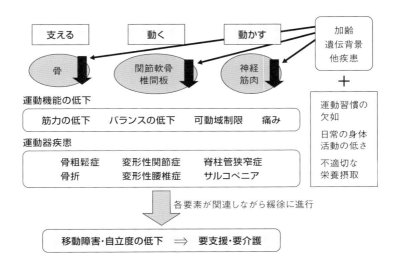

図1 ロコモティブシンドロームの概念と要因 （筆者作成）
ロコモは運動器の脆弱化を表す概念である。主に加齢にともなって運動機能低下や運動器疾患が徐々に進行して，自立度低下につながる。加齢や遺伝背景以外に，運動習慣がないこと，身体活動が低いこと，不適切な栄養摂取がロコモの加速因子である。

らない。要支援・要介護の認定要因は転倒・骨折や関節疾患などの運動器障害によるものが約25％を占める[3]ため，運動器の健康を維持することは介護予防の大きなポイントであるといえる。

ロコモは主に加齢によって進行し，遺伝的背景や他臓器の疾患によっても影響される。そして，運動習慣の欠如，不適切な栄養摂取，低活動性などの要因によっても加速する。こうした「可変加速因子」に気をつけることが対策となる。また，早めに運動器の脆弱化を察知し，早めに対策を講じることも重要である。ロコモの察知および評価・判定の方法として，自己チェックリストであるロコモーションチェックとロコモの判定基準であるロコモ度テストが用いられている。対策は，運動習慣，適切な栄養摂取，活動的な生活習慣を進めることと，運動器疾患の予防と治療である。

概念・定義・疫学

ロコモの評価法

　ロコモの評価は，移動機能の低下に気づくための自己チェックツールである「ロコモーションチェック（以下，ロコチェック）」と，移動機能を客観的および主観的な評価尺度で測る「ロコモ度テスト」とで行う。

　ロコチェックは，片脚立ちで靴下がはけない，階段を上るのに手すりが必要である，などの生活機能に関わる7項目のうち，該当項目の有無を問うセルフチェックである。1個でも該当項目があると運動機能の低下が予測され，ロコモのリスクがあるとされている[1]。

　ロコモ度テストは，下肢筋力を評価する「立ち上がりテスト」，下肢筋力，バランスおよび柔軟性を評価する「2ステップテスト」，運動器の症状や生活機能を問う調査票「ロコモ25」の3種のテストから構成されている[1]。

①立ち上がりテスト

　　10～40cmのどの高さの台から両脚または片脚で立ち上がれるかで下肢筋力を評価する。両脚より片脚，高い台より低い台から立ち上がれると下肢筋力が高いと判定される。

②2ステップテスト

　　最大歩幅を評価することで，下肢筋力，バランス能力，柔軟性を評価するテストである。両足をそろえて立った状態から，可能な限りの大股で2歩進み，その2歩幅を身長で割った数値を2ステップ値として評価する。

③ロコモ25

　　運動器の障害を早期に発見するために開発された調査票で，25項目の質問で運動器の症状や日常生活動作の困難さを問うものである。各項目に5段階の選択肢があり，それぞれ0点から4点までの評点がつき，25項目の合計で評価する。合計点が低いほど良好であると判断される。

　以上の3テストについて，2段階の臨床判断値が設定されている。移動機能の低下が始まった段階の「ロコモ度1」，移動機能の低下が進行して自立度の低下や運動器疾患の存在が疑われる段階の「ロコモ度2」である。3テストのうち，ひとつでも判定基準に該当した場合，それぞれ「ロコモ度1」もしくは「ロコモ度2」と判定され，「ロコモ度1」に該当した時点

▶ Q.4 ロコモティブシンドローム，およびサルコペニアとの関連について教えてください

でロコモであると判断する。

❸ ロコモの対策

　ロコモの予防や改善のためには，習慣的な運動，適切な栄養摂取，活動的な生活，そして運動器疾患の予防と治療が重要である。ロコチェックで該当項目がある場合，ロコモ度テストで「ロコモ度1」と判定された場合は特に積極的に対策する。「ロコモ度2」と判定された場合や運動器の痛みがある場合は，何らかの運動器疾患の可能性もあるため，医療機関を受診する。

　運動の内容は，有酸素運動，筋力トレーニングでややきつめの運動量で，1日20～40分程度，1週間に2～3日程度またはそれ以上を継続する。もちろん，年齢，運動能力，運動器疾患などの状況に応じて，運動の強度や頻度を調整する。

　ロコモ対策のための中心的な運動として，下肢筋力を全般的に鍛えるスクワット，バランス強化のための運動で転倒予防効果も報告されている開眼片脚立ち，下腿三頭筋を鍛えるヒールレイズ，下肢筋力やバランスを同時に鍛えるフロントランジが「ロコモーショントレーニング（ロコトレ）」として推奨されている。ロコトレは簡便な運動で，安全で運動機能改善効果が高い。フロントランジは高齢者が一人で行うと転倒のリスクが考えられるが，他の3種は自宅で自己トレーニングとして実施しやすい。

❹ ロコモとサルコペニアの関連

　サルコペニアは，主に加齢にともなう筋肉の減少に筋力や運動機能の低下を併せた概念である。Rosenbergによる当初の定義は「四肢筋肉量が若年者平均の−2SD未満」[4]であったが，その後，EWGSOP（European Working Group on Sarcopenia in Older People：欧州サルコペニア・ワーキンググループ）による「筋量の低下を必須として，筋力の低下または運動機能の低下が合併している」ことが定義として採用され，アジアでの基準であるAWGS（Asian Working Group on Sarcopenia）もこれに沿うものである[5]。

　サルコペニアもロコモも運動機能の低下を主徴とする点で共通している。しかし，サルコペニアと判定されるには筋量の低下が必須となっており，

概念・定義・疫学

運動機能や生活機能評価のみで判定されるロコモと異なっている。

　両者の包含関係については，サルコペニアは筋肉の脆弱化を示し，ロコモは運動器全般の脆弱化を示すので，ロコモの概念のなかにサルコペニアが包含されるが，両者で評価基準が異なるため，サルコペニアの患者がロコモであるとはいえない。EWGSOPおよびAWGSの基準で採用さている歩行速度は毎秒0.8m未満で，わが国の60代，70代の健常高齢者では該当率がかなり低い。一方，ロコモの判定基準の立ち上がりテストで「片脚40cm」ができないとの臨床判断値は，かなり多くの中高年者に当てはまる。したがって，サルコペニアより早期にロコモと判定されることになる。これは早目の察知が重要とするロコモの考え方に合致すると考えられる。

　サルコペニアの対策もロコモと同様で運動と栄養が中心であるが，ロコモの対策は具体的な運動内容まで勧めているためわかりやすい。ロコモ対策は，そのままサルコペニア予防となると考えられる。

文献

1) 日本整形外科学会ロコモパンフレット2015
   http://www.joa.or.jp/jp/public/locomo/locomo_pamphlet_2015.pdf
2) 内閣府：平成26年度版 高齢社会白書
   http://www8.cao.go.jp/kourei/whitepaper/w-2014/gaiyou/s1_1.html
3) 厚生労働省国民生活基礎調査2016年
4) Rosenberg IH: Sarcopenia: origins and clinical relevance. J Nutr 127: 990S-991S, 1997
5) Chen LK et al: Sarcopenia in Asia: consensus report of the Asian Working Group for Sarcopenia. J Am Med Dir Assoc 15: 95-101, 2014

Q5 生活習慣病とサルコペニアとの関連性について教えてください

杉本 研

A

- 糖尿病はサルコペニアとの間で，インスリン分泌不全，インスリン抵抗性，炎症などを介し悪循環を形成する
- 肥満とサルコペニアが合併したサルコペニア肥満は，非常に予後不良な病態である
- 高血圧自体はサルコペニアと関連しないが，動脈硬化やレニン・アンジオテンシン系と関連する
- 低HDLコレステロール血症とサルコペニアは関連するが，スタチン治療はサルコペニアを促進させる可能性がある

1 サルコペニアと生活習慣病

　糖尿病をはじめとする生活習慣病は，食習慣や運動不足，病態の基盤にあるインスリン抵抗性や炎症など，サルコペニアの成因に関わる多くの要因によりサルコペニアと関連する．現在までに知られている，糖尿病，肥満，高血圧，脂質異常症等とサルコペニアとの関連について以下に述べる．

2 糖尿病とサルコペニア

　糖尿病がサルコペニアを誘導することを示すいくつかの報告がある．HbA1c 8.0％以上の糖尿病群では，歩行速度低下者が非糖尿病群に比し2.8倍と有意に高率であった．年齢とサルコペニアとの関係では，糖尿病は健常者より数年早くサルコペニアに至ることが示されている．Health ABC研究（The Health, Aging, and Body Composition Study）に参加した

概念・定義・疫学

　70歳以上の2,618例を対象とした報告では，糖尿病歴が長く（6年以上），コントロール状態が悪い（HbA1c 8.0%以上）ほど，筋質（筋力を筋量で除した指標）が低下しており，男性においてその関連が強かった[1]。一方で，サルコペニアは60歳以上の非肥満者における糖尿病やメタボリックシンドロームの予測因子であることも知られており，サルコペニアがインスリン抵抗性を介して糖尿病の発症または進展に寄与すると考えられる。以上から糖尿病は，インスリン分泌不全や高血糖，炎症等を介してサルコペニアを誘導し，サルコペニアはインスリン抵抗性を介して糖尿病を悪化させるという悪循環を形成する（図1）[2]と考えられる。そのため，糖尿病患者では早期からサルコペニアを同定し，その悪循環を断ち切るための対策を講じることが必要である。

　また，神経筋接合異常がサルコペニアを誘導することが考えられているが，実際に，糖尿病性神経障害を呈する糖尿病患者ではサルコペニアの頻度が高いことが知られている。

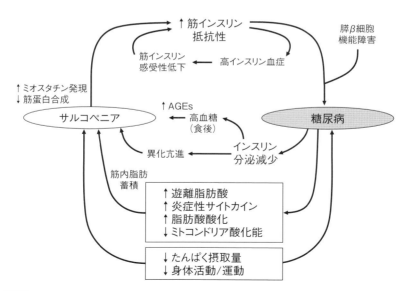

図1　糖尿病とサルコペニアは悪循環を形成する

（文献1より引用，改変）

❸ 肥満とサルコペニア

　肥満者では，特に高齢者において，相対的な脂肪量増加にともなう肥大化脂肪細胞由来のアディポサイトカインにより炎症が惹起され，サルコペニアを誘導することが考えられる。この肥満とサルコペニアが共存する状態はサルコペニア肥満といわれている。サルコペニア肥満者は，肥満単独やサルコペニア単独より転倒や要介護リスク，心血管病発症リスクが高く，老年期うつとも関連することが知られている。以上から，サルコペニア肥満は健康寿命が短縮しやすく予後不良であるため，肥満を合併する高齢生活習慣病患者ではとくに，サルコペニアを早期に同定することが必要である。

❹ 高血圧とサルコペニア

　血圧値とサルコペニアとの関連については，中高年者を対象にいくつか検討されているが，その関連性は明らかでなく，性差もみられていない。サルコペニア肥満と血圧との関連については，健常，サルコペニアのみ，肥満のみ，サルコペニア肥満の順に高血圧者（収縮期血圧140mmHg以上）は多く，正常血圧者は少ないことが知られており，臨床的には筋量の減少より内臓脂肪の蓄積のほうが血圧に対する影響が大きいと考えられる。

　一方で，高血圧におけるレニン・アンジオテンシン系（RAS）の活性化は血管のリモデリングの亢進などを介し動脈硬化と関連することが知られているが，サルコペニアと動脈硬化指標との関係を検討した報告では，CTで測定した大腿筋横断面積と上腕-足首間脈波伝播速度（baPWV）とは負の関係にあることが示されている[3]。このことから，サルコペニアは血圧そのものではなく，動脈硬化や心血管病のリスクであると推察できる。RASの中心的な役割を担うアンジオテンシンⅡ（AⅡ）は，間接的に同化ホルモン低下，グルココルチコイドや炎症性サイトカイン（IL-6，TNFαなど），ミオスタチン等を介したユビキチンプロテアソーム系の活性化による筋蛋白分解系の亢進，直接的にアンジオテンシンⅡ1型（AT1）受容体を介した活性酸素（ROS）の上昇による筋蛋白分解系の亢進と筋サテライト細胞数の減少や機能低下による筋修復能の低下により，サル

概念・定義・疫学

コペニアが誘導されると考えられている。

　心不全の合併のない，高齢高血圧女性（平均年齢約78歳）を対象に，膝伸展筋力と歩行速度の変化を3年間追跡した検討では，ACE阻害薬の継続的使用群は，歩行速度の低下と膝伸展筋力の低下が抑制されたのに対し，ACE阻害薬の断続的使用群，他の降圧薬使用群，降圧薬なし群はいずれも同様な経年的な低下を示していた（図2）[4]。このことから，RAS阻害薬はサルコペニアの進展を予防する可能性はある。

5　脂質異常症とサルコペニア

　脂質異常症とサルコペニアの関連については，低HDLコレステロールとサルコペニアの関連性を示す臨床的報告はいくつかある。HDLの主要アポ蛋白であるApo A-IとApo Eの抗炎症作用が知られており，HDL低値により惹起される炎症がサルコペニアを促進させ，サルコペニアによ

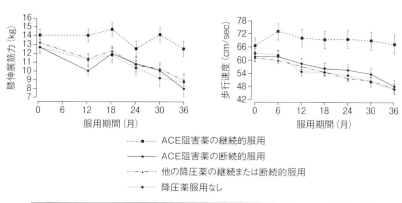

図2　ACE阻害薬の継続的使用は，高齢者の筋力と歩行速度低下を抑制する

（文献4より引用，改変）

り身体活動度が低下し低HDLが促進される，という悪循環が形成されることがその要因であるとされているが，低HDLに対する介入がサルコペニアを予防するかについては不明である。

一方で，スタチン治療者では非スタチン治療者と比較し，サルコペニア指標である握力を低下させ，転倒リスクを上昇させたとする報告[5]があり，従来から知られている筋毒性に加え，アポトーシス，糖酸化異常などがその機序であると考えられている。しかし，スタチン治療は脳心血管イベントの低下を介して高齢者のADL低下を抑制することが，『高齢者脂質異常症診療ガイドライン2017』にも示されており，使用の是非についてはさらなる検討が必要である。

おわりに

これまでは，生活習慣病の厳格な管理により心血管病の発症を抑制し，健康寿命を延伸することが謳われてきたが，これらのエビデンスを考慮すると，老年症候群への対応，すなわちサルコペニアやフレイルを考慮して修正されたガイドラインに基づき，より質の高いレベルでの健康寿命の延伸を目指すべきであると考えられる。高齢者の糖尿病，高血圧，脂質異常症の診療ガイドラインはすでに発表されており，参照されたい。

文献

1) Park SW et al: Decreased muscle strength and quality in older adults with type 2 diabetes: the health, aging, and body composition study. Diabetes 55: 1813-1818, 2006
2) Landi F et al: Sarcopenia and diabetes: two sides of the same coin. J Am Med Dir Assoc 14: 540-541, 2013
3) Ochi M et al: Arterial stiffness is associated with low thigh muscle mass in middle-aged to elderly men. Atherosclerosis 212: 327-332, 2010
4) Onder G et al: Relation between use of angiotensin-converting enzyme inhibitors and muscle strength and physical function in older women: an observational study. Lancet 359: 926-930, 2002
5) Scott D et al: Statin therapy, muscle function and falls risk in community-dwelling older adults. QJM 102: 625-633, 2009

Q6 サルコペニア高齢者の特徴は？ ―遺伝子，性差，環境，生活習慣など

A 安藤 富士子　下方 浩史

- サルコペニアに関連する遺伝子多型についての報告は多いが，結論は出ていない
- わが国ではサルコペニアの頻度は前期高齢者では女性で高く，超高齢者では男性で高い
- 農村部での生活や日常の身体活動が妨げられるような地理的・社会的環境ではサルコペニアをきたしやすいと考えられる
- 身体活動量が低下し，栄養摂取量（エネルギーやたんぱく質，筋肉合成関連アミノ酸摂取量）が少なく，心臓病を治療中であったり，抑うつ傾向が強く，認知機能が低いような高齢者では筋量の低下や筋力・身体活動機能の低下をきたしやすい。このような高齢者では運動・栄養などによる介入や社会的な支援を行い，サルコペニアを予防することが望まれる

1 老年症候群としてのサルコペニア

サルコペニアは加齢にともないその頻度が上昇し，加齢にともなうさまざまな病態・障害と関連していることから，老年症候群の一つとして考えられている[1]。サルコペニアは多因子疾患であり，遺伝子・性・合併症・環境・生活習慣がその発症，進行に複雑に関与している[1]。

2 サルコペニアの遺伝的要因

高齢者のサルコペニアとの関係が注目されている候補遺伝子多型はα-actinin-3 (ACTN3) R577X, angiotensin-converting enzyme (ACE) gene I/D, myostatin (MSTN) K153R等であるが，関連がないという報告もあり，結論が出て

▶ Q.6 サルコペニア高齢者の特徴は？—遺伝子，性差，環境，生活習慣など

いない[2]。近年のゲノムワイドな解析では，除骨除脂肪体重（四肢筋量を反映する）は thyrotropin-releasing hormone receptor (TRHR), glemlin1, glycine-N-acyltransferase (GLYAT), GTPase of the immunity-associated protein1 (GIMAP1), serine hydrolase-like (pseudogene) (SERHL), PR domain containing protein 16 (PRDM16) と関係が認められ，除骨除脂肪体重への遺伝の影響は50％を超える，と報告されており[3]，筋量への遺伝要因の影響は大きいと考えられる。

③ サルコペニアの性差

サルコペニアの頻度は筋量の測定法や用いる診断基準，対象者の特性（年齢，居住地域，地域在住高齢者／病院・施設入居者）によって大きく異なるため，頻度の性差についても結論は一定していない。欧米では性差はないとする論文がやや多いが，男性あるいは女性で頻度が高いとする論文も認められる。わが国での性・年代別の報告では，高齢者全体では頻度に性差はないものの，前期高齢者では女性の頻度が高く，超高齢者では男性の頻度が高いという結果が得られている（**表1**）[4]。

④ サルコペニアと環境

サルコペニアは都市部より農村部で頻度が高いという報告がある[5]。また，筋力と関連のあるビタミンDの欠乏症は高緯度地域に多いことから，サルコペニアにも緯度が影響を与える可能性がある。さらに居住環境や住宅周囲の環境が歩行に適しているか，近隣の運動施設の有無や福祉・介護予防サービスの多寡はサルコペニアの予防に関係すると考えられるが，十分には検証されていない。

⑤ サルコペニアと生活習慣・合併症等との関連

サルコペニアの原因は加齢が原因である一次性とそれ以外（二次性）とに分類され，二次性サルコペニアの原因としては身体活動の低下や疾患，栄養摂取の低下が挙げられている[1]。

それでは，わが国では実際にどのような高齢者がサルコペニアになりやすいのだろうか。「国立長寿医療研究センター・老化に関する長期縦断

病態生理

表1 わが国でのコホート調査でのサルコペニアの性・年代別頻度

	Yuki A et al (NILS-LSA)[a]		Yamada M et al[b]	
対象の選定法	地域からの無作為抽出者		新聞などの広報に応じた者	
地域	愛知県大府市・知多郡東浦町		京都府・兵庫県	
人数	男性479人，女性470人		男性568人，女性1,314人	
年齢	65〜91歳		65〜89歳	
サルコペニア診断基準	AWGS		EWGSOP	
筋量測定法	DXA		バイオインピーダンス	
握力のカットポイント	男性<26kg，女性<18kg		男性<30kg，女性<20kg	
サルコペニア頻度（%）				
男性全体		9.6		21.8
	65〜74歳	2.3	65〜69歳	2.6
			70〜74歳	5.3
	75〜84歳	15.3	75〜79歳	23.3
			80〜84歳	43.9
	85歳以上	47.8	85歳以上	75.0
女性全体		7.7		
	65〜74歳	5.0	65〜69歳	11.5
			70〜74歳	11.8
	75〜84歳	11.7	75〜79歳	27.1
			80〜84歳	35.6
	85歳以上	6.1	85歳以上	54.3

対象の選定法や診断基準によって，大きく頻度が異なるため，それぞれのコホートの特性を併記した．
a) Yuki A et al: Epidemiology of sarcopenia in elderly Japanese. JPFSM 4(1): 111-115, 2015
b) Yamada M et al: Prevalence of sarcopenia in community-dwelling Japanese older adults. J Am Med Dir Assoc 14(12): 911-915, 2013　　　　　　　　（文献4より引用）

疫学研究（NILS-LSA）」に参加した高齢者のなかで，サルコペニアがなかった者を最長12年間追跡し，AWGS基準によるサルコペニア発症の危険因子の検討を行った[6]。AWGS基準での筋量減少の危険因子は自覚的健康度や身体活動量が低いこと，エネルギー摂取量やたんぱく質摂取量，特にバリン・アルギニンといった筋肉合成関連アミノ酸摂取量が低いことであった．AWGS基準の身体機能低下（通常歩行速度）のカットポイントは0.8m/秒で，地域在住高齢者では基準値未満の者が少ないため，身体機能低下もしくは筋力低下のいずれかを発症する危険因子を検討した結果では，心臓病の治療中，身体活動量の低下，総エネルギー摂取量低下，たんぱ

郵便はがき

料金受取人払郵便

大阪北局
承　認

1174

差出有効期間
2020年5月31日まで

５３０-８７９０

１８７

大阪市北区同心 2-4-17　サンワビル

フジメディカル出版

　　　　　　　　編集部 行

ご愛読者カード
フリガナ お名前
ご住所（自宅・勤務先：○印をつけてください） 〒 TEL(　　　　　　　) E-mail(　　　　　　　　)
職種・資格（○印をつけてください） 　医師（診療科：　　　　　　　　）・栄養士・看護師・薬剤師 　リハビリ及び介護職（職種：　　　　　　　）・その他（　　　）
出版目録の送付（希望する・不要） http://www.fuji-medical.jp/ でもご覧いただけます。

＊ご記入いただいた個人情報は、新刊案内のために利用させていただきます。

本書をお買い上げいただきありがとうございます。より良い本づくりに生かすため、ご意見・ご感想をお寄せください。

サルコペニア30のポイント

◆ 本書を何でお知りになりましたか（○印をつけてください）
書店で見て・学会展示・チラシ・広告・DM・ホームページ
その他（　　　　　　　　　　　　　　　　　　　　　　）

◆ ご購入方法（○印をつけ、（ ）にご記入ください）
書　　　店（書店名　　　　　　　　　　　　　　　　　）
学術集会（学会名　　　　　　　　　　　　　　　　　　）
その他（　　　　　　　　　　　　　　　　　　　　　　）

◆ ご意見・ご感想，希望される出版物

_____
_____
_____
_____
_____
_____
_____
_____
_____

ご協力ありがとうございました。

フジメディカル出版編集部　TEL：06-6351-0899　FAX：06-6242-4480

く質,特にイソロイシン,ロイシン,バリン,アルギニン摂取量の低下,抑うつ度が高いこと,認知機能が低いことが危険因子となっていた。

最終的にサルコペニア発症の危険因子となっていたのは,心臓病の治療中,身体活動量(総エネルギー消費量および運動エネルギー消費量)が少ないこと,抑うつ度が高いことであったが,栄養摂取量や認知機能低下との関連は有意ではなかった(**表2**)。これはサルコペニアの診断基準が

表2 サルコペニアを発症する危険因子
(65歳以上の男女の12年間の追跡調査による年齢性別調整Cox比例ハザードモデルによる)

変数	ハザード比	95%信頼区間		p値	
喫煙習慣(有/無)	1.303	0.692	2.452	0.413	NS
飲酒習慣(有/無)	1.357	0.796	2.314	0.263	NS
高血圧症治療中(有/無)	0.751	0.436	1.294	0.302	NS
心臓病治療中(有/無)	2.200	1.082	4.471	0.029	*
脂質異常症治療中(有/無)	1.107	0.544	2.253	0.780	NS
糖尿病治療中(有/無)	1.216	0.486	3.041	0.676	NS
脳卒中治療中(有/無)	1.067	0.258	4.412	0.929	NS
自覚的健康度(非常に悪い・悪い・普通/良い・非常に良い)	1.527	0.835	2.793	0.170	NS
収縮期血圧(mmHg)	0.905	0.724	1.133	0.384	NS
拡張期血圧(mmHg)	0.899	0.711	1.137	0.374	NS
総身体活動量(Mets·min/day)	0.957	0.742	1.233	0.732	NS
余暇身体活動量(Mets·min/day)	0.880	0.681	1.136	0.325	NS
1日歩数(step/day)	0.967	0.757	1.236	0.790	NS
総エネルギー消費量(kcal/day)	0.423	0.300	0.596	<0.001	***
運動エネルギー消費量(kcal/day)	0.766	0.588	0.997	0.048	*
エネルギー摂取量(kcal/day)	0.781	0.599	1.019	0.068	NS
たんぱく質摂取量(g/day)	0.794	0.611	1.033	0.086	NS
ビタミンD摂取量(μg/day)	0.954	0.742	1.227	0.716	NS
バリン摂取量(mg/day)	0.792	0.609	1.030	0.082	NS
ロイシン摂取量(mg/day)	0.797	0.613	1.036	0.090	NS
イソロイシン摂取量(mg/day)	0.805	0.619	1.047	0.105	NS
アルギニン摂取量(mg/day)	0.797	0.612	1.040	0.094	NS
抑うつ指標(CES-D)得点	1.339	1.067	1.682	0.012	*
認知機能(MMSE)得点	0.919	0.733	1.152	0.466	NS

カテゴリー変数は2群への群分けをし,後者に対する前者のハザード比を求めた。
連続変数は単位を示し,1SDのハザード比を求めた。
NS: not significant, *$p<0.05$, ***$p<0.001$

(文献6より改変)

表現型の複合で形成されているために，統計的に有意になりにくかったと考えられる．

まとめ

サルコペニアは前期高齢者では女性に，後期高齢者では男性で多く認められる．自覚的健康度や身体活動量が低く，栄養（特にたんぱく質や分岐鎖アミノ酸）摂取量が少なく，心臓病を治療中であったり，抑うつ傾向がある高齢者ではサルコペニアをきたしやすいと考えられるので，このような高齢者では運動・栄養などによる介入や社会的な支援を行うことが望まれる．

文献

1) Cruz-Jentoft AJ et al: Srcopenia: European consensus on definition and diagnosis. Age Ageing 39: 412-423, 2010
2) Garatachea N et al: Genes and the ageing muscle: a review on genetic association studies. Age (Dordr) 35(1): 207-33, 2013
3) Urano T et al: Recent genetic discoveries in osteoporosis, sarcopenia and obesity. Endocr J 62 (6): 475-484, 2015
4) 安藤富士子ほか：サルコペニアの疫学－頻度と危険因子－．診断と治療106(6): 681-685, 2018
5) Gao L et al: Prevalence of Sarcopenia and Associated Factors in Chinese Community-Dwelling Elderly: Comparison Between Rural and Urban Areas. J Am Med Dir Assoc 16(11): 1003.e1-6, 2015
6) 下方浩史ほか：サルコペニアの疫学．サルコペニア診療マニュアル（第1版），原田敦監修，東京，メジカルビュー社，2013, pp7-13

どのような機序で起こるのですか?

矢可部 満隆

- サルコペニア発症には，筋蛋白合成能低下，慢性炎症と活性酸素，筋衛星細胞の機能低下，男性ホルモン低下などが関与していると考えられているが，詳細なメカニズムは解明されていない
- 近年になり，神経筋接合部をはじめとする神経系の機能低下も注目されている
- 筋萎縮関連因子の関与は否定的と考えられる

 筋蛋白合成能の低下

　Phosphoinositide 3-kinase（PI3K）/Akt/mammalian target of rapamycin（mTOR）系は，骨格筋での蛋白合成において重要である。この系はinsulin-like growth factor-1（IGF-Ⅰ）により活性化されることが知られている。成長ホルモン（growth hormone: GH）は同化ホルモンの一種であり，肝臓や骨格筋からのIGF-Ⅰ分泌を促進する。IGF-Ⅰは細胞膜のIGF-Ⅰ受容体に結合し，PI3K，さらに下流のAktを活性化する。Aktは下流のmTORを活性化し，翻訳開始に関わる$p70^{S6K}$や翻訳抑制因子4E-BP1をリン酸化して筋蛋白合成能を活性化させる。また，Aktは下流のGSK-3βを抑制し，翻訳開始因子eIF-2Bを介して筋蛋白合成能を活性化させる（**図1**）。

　加齢にともない，GH，IGF-Ⅰの血中濃度は低下する。これにより筋蛋白の合成作用が分解作用を下回り，骨格筋量が減少すると考えられる。

病態生理

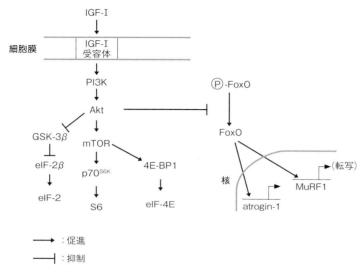

図1 蛋白合成系

❷ 慢性炎症と活性酸素の関与

　Tumor necrosis factor-α（TNFα）, interleukin-1β（IL-1β）, IL-6などの炎症性サイトカインがサルコペニア発症に関与している可能性が示唆されてきた。高齢者において，血中の炎症性サイトカイン濃度の高値は，身体機能低下，骨格筋量減少，筋力低下と関連することが報告されている[1]。炎症は骨格筋に対する直接的な異化作用に加え，間接的な作用（たとえばGHやIGF-Ⅰ低下を介した蛋白合成能低下）ももたらすと考えられる。

　サルコペニア発症には活性酸素（reactive oxygen species: ROS）が関与している可能性が示唆されている[2]。体内に取り込まれた酸素の一部は，代謝の過程でROSとなる。細菌感染時，ROSは好中球，マクロファージからも産生され，細菌などの異物除去を助ける。一方，酸化作用と抗酸化作用の不均衡な状態は酸化ストレスと呼ばれ，周辺の細胞に機能障害を起こす。ROSは骨格筋からも産生され，加齢，不活動のいずれもROS

▶ Q.7 どのような機序で起こるのですか？

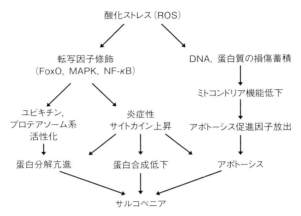

図2 酸化ストレスとサルコペニア

の増加をもたらす．ROSは下流の転写因子であるMAPKやNF-κBを介して炎症性サイトカインを増加させる．またROSによりDNAや細胞の蛋白質の損傷が蓄積した結果，ミトコンドリア機能不全が生じ，アポトーシス促進因子放出を介して筋細胞のアポトーシスが促進されると考えられる（図2）．

❸ 筋衛星細胞（satellite cells）の機能低下

　骨格筋線維の筋形質膜と基底膜の間には，筋衛星細胞と呼ばれる細胞が存在する．筋衛星細胞は増殖因子やサイトカインなどの刺激で活性化されて増殖を開始し，筋芽細胞となる．筋芽細胞は増殖を繰り返し，必要な数になったところで増殖を停止して分化を開始し，融合することによって筋線維を再構築し，筋再生や肥大化をきたす．この筋衛星細胞の機能低下がサルコペニア発症の一因と考えられている．筋衛星細胞はオートファジーによって静止状態を維持しているが，加齢によりオートファジーの機能が低下し，ミトコンドリア機能不全が生じて，衛星細胞の老化や減少をきたすと考えられている[3]．また，筋線維への血流低下やROSも衛星細胞の機能低下に関与している可能性がある．

病態生理

4 性ホルモンの低下

テストステロンはアンドロゲン受容体を介して蛋白合成系を活性化させること，筋肥大をもたらすことが報告されている[4]。また，ヒトを対象とした研究では，内因性のテストステロン低値が骨格筋量の減少や筋力低下と関連すること，テストステロン補充療法により骨格筋量が増加することが示されている。このように，男性では加齢に伴う血中テストステロンの低下がサルコペニアの一因である可能性が示唆される。一方で，エストロゲン低下がサルコペニア発症に関与するかどうかについては，一定の見解が得られていない。

5 神経系の機能低下

近年，神経系の機能低下がサルコペニアに関与している可能性が示唆されている[5]。加齢により，中枢神経系でのドーパミン低下，前頭葉前部皮質・大脳基底核の機能低下が見られる。加齢によりモーターユニットの数が減少し，1つのモーターユニットに支配される筋線維数は増加するが，最大発火頻度は低下する。高齢者の神経筋接合部では，①シナプス間隙の開大，②シナプス後細胞のjunctional foldsの変性，③後細胞でのアセチルコリン受容体の増加などのリモデリングが生じていることが報告されている。これらの変化に加え，筋線維において神経脱落のスピードが神経再生を上回った場合，筋力低下や筋萎縮が生じると考えられる。

6 ユビキチン・プロテアソーム系

2001年，筋特異的ユビキチンリガーゼ遺伝子であるmuscle ring finger 1 (MuRF1) と muscle atrophy F-box (MAFbx) /atrogin-1が同定された。これらは筋萎縮関連因子とも呼ばれ，廃用，神経切断などにより誘導された筋萎縮で発現が増加する。転写因子であるforkhead box O (FOXO) は，これらの遺伝子のプロモーター領域に結合して発現を誘導するが，IGF-Ⅰ/Akt/mTOR系はAktの活性化を介してFOXOを抑制する（**図1**）。以前は，サルコペニアにもMuRF1，atrogin-1が関与していることが示唆されていた。一方，高齢ラットや高齢者の骨格筋におけるAkt活性上昇や

FoxO低下が報告されていて，ユビキチン・プロテアソーム系はむしろ抑制されている可能性がある[1]．またatrogin-1ノックアウトマウスは対照マウスと比較して加齢にともなう筋量低下が大きく，MuRF1ノックアウトマウスは加齢にともなう筋力低下が大きいことが報告されている．このように近年，筋萎縮関連因子が加齢の過程で骨格筋量の維持に関与している可能性が示唆されていて，ユビキチン・プロテアソーム系がサルコペニア発症に関与している可能性は否定的と考えられる[1]．

文献
1) Sakuma K et al: Molecular mechanism of sarcopenia and cachexia: recent research advances. Pflugers Arch 469: 573-591, 2017
2) Meng SJ, Yu LJ: Oxidative stress, molecular inflammation and sarcopenia. Int J Mol Sci 11: 1509-1526, 2010
3) Snijders T, Parise G: Role of muscle stem cells in sarcopenia. Curr Opin Clin Nutr Metab Care 20: 186-190, 2017
4) Rossetti ML et al: Androgen-mediated regulation of skeletal muscle protein balance. Mol Cell Endocrinol 447: 35-44, 2017
5) Kwon YN, Yoon SS: Sarcopenia: Neurological Point of View. J Bone Metab 24: 83-89, 2017

Q8 サルコペニアの原因にはどのようなものがありますか？

石井 伸弥

- サルコペニアはその原因によって，加齢以外の明らかな要因がない一次性サルコペニア，身体活動の低下や栄養摂取の低下，疾患が関与している二次性サルコペニアに分類される
- 多くの患者の場合，サルコペニアの原因は複数かつ多岐にわたっており，サルコペニアは多様な要因が関与しつつ共通の病態を呈する老年症候群の一つとしてとらえられるべきである

1 原因別分類

 サルコペニアには多様な原因が指摘されてきたが，それを整理するため欧州老年医学会，欧州臨床栄養・代謝学会などの4学会によるワーキンググループであるEWGSOP（European Working Group on Sarcopenia in Older People）が2010年にサルコペニアの原因別分類を提唱している[1]。表1に示すようにサルコペニアは，加齢以外に明らかな原因がない一次性サルコペニア（primary sarcopenia）と，加齢以外の原因が関与している二次性サルコペニア（secondary sarcopenia）にまず大きく分類される。さらに二次性サルコペニアは寝たきり，不活発なスタイル，生活失調や無重力によって引き起こされる活動に関連するサルコペニア（activity-related sarcopenia），重症臓器不全，炎症性疾患，悪性腫瘍や内分泌疾患などの疾患に関連するサルコペニア（disease-related sarcopenia），吸収不良，消化管疾患，および食欲不振を起こす薬剤使用などに伴う摂取エネルギーおよび/またはたんぱく質の摂取不足による栄養に関係するサルコペニア（nutrition-related sarcopenia）の3つに分類される[2]。ここではこの提唱さ

▶ Q.8 サルコペニアの原因にはどのようなものがありますか？

表1 原因によるサルコペニアの分類

一次性サルコペニア	
加齢性サルコペニア	加齢以外に明らかな原因がないもの
二次性サルコペニア	
活動に関連するサルコペニア	寝たきり，不活発なスタイル，（生活）失調や無重力状態が原因となり得るもの
疾患に関連するサルコペニア	重症臓器不全（心臓，肺，肝臓，腎臓，脳），炎症性疾患，悪性腫瘍や内分泌疾患に付随するもの
栄養に関連するサルコペニア	吸収不良，消化管疾患，および食欲不振を起こす薬剤使用などにともなう，摂取エネルギーおよび／またはたんぱく質の摂取量不足に起因するもの

（文献2より引用）

れた枠組みに沿ってサルコペニアの原因を紹介していく。ただ，サルコペニアが若年者にみられる場合にはその原因を単一のものとして特定できることもあるが，サルコペニアが最も多くみられる高齢者においてはサルコペニアの原因は複数かつ多岐にわたっている場合が多く[3-5]，上述の原因別分類に単純に当てはめることができないことがある。サルコペニアの本質としては，高齢者において多様な要因が関与しつつ共通の病態を呈する老年症候群（geriatric syndrome）であると考えることができる[3]（**図1**）。

2 サルコペニアと加齢にともなう生理的な変化

加齢にともなう種々の生理的な変化がサルコペニアの誘因となり得る。たとえば，高齢者においては異化亢進・同化低下の傾向が強く，筋の再生・増殖機能が低下することが知られている[3]。Ciliary neurotrophic factorなどの神経栄養因子も減少しており，筋線維数の減少と筋線維の萎縮，筋量の低下を引き起こす[4,5]。

また，性ホルモン（テストステロン，エストロゲン）の減少，成長ホルモンの減少とそれに伴うIGF-1の減少，炎症性サイトカイン（とくにIL-6やTNF-α）の増加，インスリン抵抗性の亢進などの加齢にともなう生理的な変化も筋量・筋力低下を引き起こす[3-6]。加齢にともなうミトコンドリ

病態生理

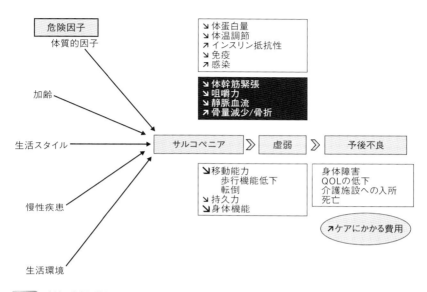

図1 老年症候群としてのサルコペニア

（文献3より引用，一部改変）

ア機能障害も筋量低下との関連を指摘されている[3]。

③ サルコペニアと身体活動の低下

サルコペニアの多様な原因のなかでも最も重要と考えられるのが，身体活動の低下である[4]。筋収縮によってIGF-1Eaやmechano growth factorと呼ばれる成長因子の分泌が亢進し，筋再生を促進する[4]。ただ，加齢によってこの筋再生の機能は低下しているため，高齢者では筋量がいったん減少するとその回復が難しい[4-6]。したがって，高齢者においては何らかの誘因によって筋量の減少が起こった場合，運動が困難になり運動量が低下し，そのためさらに筋量が低下するという悪循環に陥りやすい[6]。したがって，床上安静や運動習慣の欠如などはサルコペニアの重要な危険因子としてのみならず増悪因子としても注意を払う必要がある。

4 サルコペニアと疾患

　認知機能低下，うつ，糖尿病，臓器不全（心不全，腎不全，肝不全，呼吸不全など）や慢性疼痛，悪性腫瘍，末梢動脈疾患など非常に多くの疾患が筋量や筋力低下と関連していることが疫学調査によって報告されている[3]。これらの疾患の病態である炎症性サイトカインや酸化ストレスの亢進，また疾患の結果としての身体活動の低下や低栄養，末梢血流量低下など多様なメカニズムによってサルコペニアを引き起こしていると考えられる。

5 サルコペニアと栄養摂取不足

　経口摂取量，とくにたんぱく質やアミノ酸の摂取量が低下することが，筋量の減少につながる[6]。健康な高齢者においては，筋肉量を維持するために少なくとも1g/体重kg程度のたんぱく質摂取量が必要と考えられる[4,6]。分岐鎖アミノ酸の一つであるロイシンは体内で合成できないため必須アミノ酸と呼ばれるが，筋肉を構成するアクチン，ミオシンの主成分であり，摂取することでmTOR（哺乳類ラパマイシン標的蛋白質）経路を活性化することで蛋白質の合成を促進する[4,6]。ロイシンは乳製品や肉製品，卵などに多く含まれるが，高齢者においてこれらの摂取量が低いためにサルコペニアの誘因の一つとなっている可能性がある[6]。低栄養や疾患による体重減少は急激に筋量を減少させ，サルコペニアの危険性を大きく高めることが報告されている[3]。

　ビタミンの摂取不足もサルコペニアに関連している可能性が指摘されている。血中25-OHビタミンDレベルは経口摂取または皮膚で産生されたビタミンDの量を反映する指標であり，加齢とともに減少することが知られている。血中25-OHビタミンD低値とサルコペニアや転倒，大腿骨骨折や死亡率との関連が高齢者において報告されている[4,6]。日本人はビタミンDの経口摂取源としては魚介類が主であり，食生活や生活習慣の変化が血中25-OHビタミンD低値，ひいてはサルコペニアを引き起こしている可能性がある。また，抗酸化作用を持つβカロテンなどのカロテノイドが不足すると，高齢者では筋力低下を引き起こすことが報告さ

れており，酸化ストレスがサルコペニアの原因の一つである可能性が指摘されている[6]。

6 その他のサルコペニアの危険因子

サルコペニアの危険因子としては，これまで報告してきたもの以外にも遺伝的素因や性別，出生時の低体重，喫煙や飲酒が報告されている[3,6]。近年行われた複数の横断研究のメタ解析からは，サルコペニアと認知機能低下の関連が示唆されており，今後の研究が待たれる[7]。

文献

1) Cruz-Jentoft AJ et al: Sarcopenia: European consensus on definition and diagnosis: Report of the European Working Group on Sarcopenia in Older People. Age Ageing 39(4): 412-23, 2010
2) 厚生労働科学研究費補助金（長寿科学総合研究事業）高齢者における加齢性筋肉減弱現象（サルコペニア）に関する予防対策確立のための包括的研究研究班：サルコペニア：定義と診断に関する欧州関連学会のコンセンサス ―高齢者のサルコペニアに関する欧州ワーキンググループの報告― の監訳. 日本老年医学会雑誌49(6): 790, 2012
3) Cruz-Jentoft AJ et al: Understanding sarcopenia as a geriatric syndrome. Current opinion in clinical nutrition and metabolic care. Curr Opin Clin Nutr Metab Care 13(1): 1-7, 2010
4) Morley JE: Sarcopenia in the elderly. Fam Pract 29(Suppl 1): i44-i48, 2012
5) Walston JD: Sarcopenia in older adults. Curr Opin Rheumatol 24(6): 623-627, 2012
6) 下方浩史, 安藤富士子：サルコペニアの疲学. Modern Physician 31(11): 1283-1287, 2011
7) Chang KV et al: Association Between Sarcopenia and Cognitive Impairment: A Systematic Review and Meta-Analysis. J Am Med Dir Assoc 17(12): 1164.e7-1164.e15, 2016

Q9 サルコペニアが原因となって引き起こされる機能障害や疾患・合併症にはどのようなものがありますか?

野村 和至

A

- サルコペニアは，階段昇降，買い物や外出などの筋力と関連が深いADL（日常生活動作）が低下しやすい
- サルコペニアに関連する疾患・合併症のなかで，ADLを低下させる大きな原因として，転倒および骨折がある
- サルコペニアは，低栄養による感染症や褥瘡を発症しやすく，死亡リスクが高い

 日常生活動作（ADL）の評価方法

　サルコペニアではADLが低下しやすく，これらが損なわれることで，日常生活に支障をきたし，要介護や寝たきり状態につながる。ADLの代表的な評価方法は大きく2種類あり，高次の生活機能の尺度であるLawton & Brodyの手段的ADL，基本的なADLの評価であるBarthel Index（図1）がある。手段的ADLは，一人暮らしなど自立した生活を送るうえで必要とされる生活能力であり，男性5項目，女性8項目で評価を行う。手段的ADLは高次の評価であるため，筋力の低下よりも，認知症などで低下しやすい項目が多く，これらに問題がある場合には，家族やヘルパーなどによる介助・支援などが必要となる。一方，Barthel Indexでは屋内で自立するために必要な最低限の生活機能であり，10項目100点満点で評価を行う。これらに問題がある場合には，適切な介護の介入が必要となる。

病態生理

手段的ADL（Lawton & Brody）

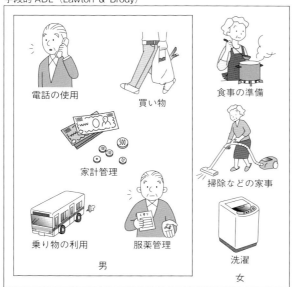

基本的ADL（Barthel Index）

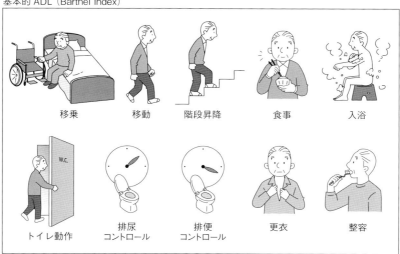

図1 手段的，基本的ADL評価項目

▶ Q.9 サルコペニアが原因となって引き起こされる機能障害や疾患・合併症にはどのようなものがありますか？

❷ サルコペニアが原因となって引き起こされるADL障害

　サルコペニアの定義は，加齢にともなう全身の筋肉量および筋力の低下であり，まさに高齢者における身体的な機能障害と密接な関連にあり，ADLは筋力と関連が深い項目から低下する．つまり早期には，階段昇降などの比較的きつい労作を必要とする動作が困難となり，このような動作を避けるようになることで，次第に買い物や外出などの機会が減ってくる．そのため，このような行動変化があって，明らかな心疾患や呼吸器疾患がはっきりしない場合にはサルコペニアを疑うサインとなる．さらに，筋力の低下が進めば，平地でも一度に移動できる距離が短くなったり，歩行速度が低下したりするなどの機能障害が顕著に認められるようになり，結果として自宅にこもりがちとなったり，ベッド上での生活時間が長くなるなど，寝たきり状態へと進行していく．

　一方で，家事や洗濯などの日常作業もまた，サルコペニアでは困難となりやすく，このような作業を避けるようになることで，家のなかの環境の変化，たとえば部屋の掃除をしなくなったり，洗濯物がいつも溜まるようになったりするなどの変化が認められる．そのため，このような日常での変化もサルコペニアを疑うべきサインとなる．

　実際，DXA（dual-energy X-ray absorptiometry）法を用い体格補正した四肢筋肉量を求めた研究では，サルコペニア群が，そうでない群と比べて，年齢や人種，身体活動量，肥満，アルコール摂取による調整後においても男性で約3.7倍，女性で約4.1倍，複数のADL障害を持っていることが報告されている[1]．このようにADLの変化は，サルコペニアを疑う重要なサインであると同時に，今後のサルコペニアに対する介入治療では，これらのADL低下をいかに予防できるかが大きな目標となっている．

❸ サルコペニアが原因となって引き起こされる疾患・合併症

　サルコペニアがその定義に示されるように，純粋な加齢にともなう筋肉量・筋力の低下のみで進行していくならば，それはある意味，生理的な老衰であり，理想的とも言えるが，実際はそのような経過をとることは少ない．

病態生理

　サルコペニアが進行すると筋肉量・筋力の低下，低栄養を原因とするさまざまな疾患・合併症（図2）が発症し，その急性期にはさらなる筋肉量・筋力の低下，低栄養が進行し，病態の悪化がさらなる病態の悪化を招くといった負のスパイラルが形成される。このようにしていったんある程度の筋力低下が進行してしまうと，疾患の急性期を脱しても，筋肉量・筋力，食事量は低下したまま改善せず，ADLが大きく低下して，入院前のもとの生活を送ることが不可能となることをよく経験する。このような事態は，入院日数の増加や退院後の受け入れ施設の不足など，高齢者医療の大きな問題となっており，疾患の有無ばかりではなく，サルコペニアに注目し，関連する疾患・合併症の予防に努めることは大きな意義があると考えられる。以下に解説を行う。

1）サルコペニアと転倒・骨折

　サルコペニアに関連する疾患・合併症のなかでも，大きくADLを低下させる代表的なものとして，転倒および骨折がある。わが国における平成28年の国民生活基礎調査の結果によれば，介護が必要となったもののうち10.8%が転倒・骨折によるものと報告されている。サルコペニアでは，筋肉量・筋力の低下から姿勢保持やバランス維持の機能が低下し，転倒リスクが上昇すると考えられる。実際，米国老年医学会の転倒に関する

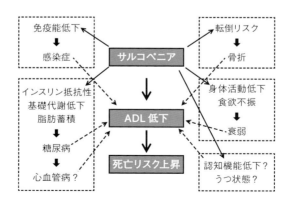

図2　サルコペニアが原因となって引き起こされる疾患・合併症

▶ Q.9 サルコペニアが原因となって引き起こされる機能障害や
疾患・合併症にはどのようなものがありますか？

ガイドラインに掲載された16の試験をまとめたメタアナリシスの結果によれば，筋力低下のあるものは4.4倍転倒リスクが高く，危険因子のなかで最も高い原因であることが報告されている[2]。

一方で，骨折リスクはBMI（body mass index）が低いほど上昇することも知られている。これは，やせでは皮下脂肪量が少なく，転倒時のクッションとしての働きが少ないことに加えて，カルシウム不足，たんぱく不足，運動不足による骨密度および骨質の低下など，骨折を引き起こしやすいリスクがいくつも重なることが原因として考えられる。

2) サルコペニアと感染・死亡リスク

サルコペニアは，慢性的な低栄養状態を合併していることが多く，たんぱく不足による低栄養が進めば，リンパ球や抗体の産生も低下するため，感染症を合併しやすい。さらに，アルブミンなどの血清蛋白の減少が存在すれば，臓器や組織での有効循環血液量が低下し，臓器障害や褥瘡を引き起こしやすく，疾患の遷延化および死亡リスクを上昇させると考えられる。実際，血清アルブミン値と体重から算出される高齢者の栄養指標となるGNRI（Geriatric Nutritional Risk Index）を用いた評価において，入院時の栄養状態が悪いものほど，入院中の死亡率，感染症，褥瘡の発症リスクが上昇することが報告されている[3]。また，身体機能と死亡リスクに関するメタアナリシス研究では，握力や歩行速度の低下した群において，年齢，性別，体型などを調整後も死亡リスクが高いことが報告されており[4]，サルコペニアは死亡リスクが高い集団であると考えられる。

3) サルコペニアと糖尿病，心血管病

筋肉はインスリンの主な作用部位の一つであるため，筋肉量低下はインスリン抵抗性を引き起こし，安静時の基礎代謝量を低下させる。サルコペニアではさらに身体活動度の低下が加わることで，糖尿病のリスクが高まる可能性がある。このような変化は，筋肉量は低下しているが，内臓脂肪が相対的に増加しているサルコペニア肥満でより顕著に表れやすい。平均50歳前後の男女2,987人を10年間にわたり調査した前向きコホート研究によれば，大腿周囲長が少ないものほど，虚血性心疾患リスク，総死亡リスクが上昇しており，インピーダンス法による内臓脂肪量や肥満，ライフスタイル，血圧や脂質などの心血管リスク因子を調整後も有意な

> 病態生理

関連が認められた[5]。もちろん糖尿病および心血管病のリスクとして，やせよりも肥満が大きな原因となることは明らかではあるが，筋肉量減少が高インスリン血症など何らかの機序を介して，あるいはサルコペニアの原因の一つである慢性炎症の結果として，これら動脈硬化の進展に影響を及ぼしている可能性がある。

4）サルコペニアとうつ・認知症

その他の疾患として，認知症やうつでは，体重減少をきたしやすいことが知られている。うつは，サルコペニアの進行により，身体活動量や食事量が低下してくると，合併しやすいと考えられる。認知症は，身体活動度の高いものは認知症の発症・進行リスクが低いことが知られており，脳内のインスリン伝達系の障害が関与しているとの報告もあり，サルコペニアと相互に関連している可能性がある。認知症やうつは年齢とともに増加する疾患であり，生活習慣病とも深く関連しているため，サルコペニアとの因果関係についての議論は難しいが，相互にADLを大きく損ねる点では共通しているため，サルコペニアではこのような疾患に対するスクリーニングも必要である。

> 文 献

1) Baumgartner RN et al: Epidemiology of sarcopenia among the elderly in New Mexico. Am J Epidemiol 147: 755-763, 1998
2) American Geriatrics Society, British Geriatrics Society, and American Academy of Orthopaedic Surgeons Panel on Falls Prevention: Guideline for the prevention of falls in older persons. J Am Geriatr Soc 49: 664-672, 2001
3) Bouillanne O et al: Geriatric Nutritional Risk Index: a new index for evaluating at-risk elderly medical patients. Am J Clin Nutr 82(4): 777-783, 2005
4) Cooper R et al: Objectively measured physical capability levels and mortality: systematic review and meta-analysis. BMJ 341: c4467, 2010
5) Heitmann BL, Frederiksen P: Thigh circumference and risk of heart disease and premature death: prospective cohort study. BMJ 339: b3292, 2009

Q10 サルコペニアの摂食嚥下障害について教えてください

若林 秀隆

- サルコペニアの摂食嚥下障害とは,全身と嚥下関連筋のサルコペニアによる摂食嚥下障害である
- サルコペニアの摂食嚥下障害の原因は,活動,栄養,疾患による全身の筋肉と嚥下関連筋の二次性サルコペニアである
- サルコペニアの摂食嚥下障害の診断には診断フローチャートが有用であり,見逃さないことが重要である

 サルコペニアの摂食嚥下障害とは

　摂食嚥下障害とは,食物を認識して口に取り込み咀嚼してのどに送り込み飲み込む過程のいずれかの障害である。摂食嚥下障害はサルコペニアの原因となるが,サルコペニアも摂食嚥下障害の原因となる。

　サルコペニアの摂食嚥下障害とは,全身と嚥下関連筋のサルコペニアによる摂食嚥下障害である。全身のサルコペニアを認めない場合には,サルコペニアの摂食嚥下障害と診断しない。神経筋疾患によるサルコペニアはサルコペニアの摂食嚥下障害の原因に含めず,加齢,活動,栄養,疾患（侵襲と悪液質）によるサルコペニアを,サルコペニアの摂食嚥下障害の原因に含む[1]。

　入院前には摂食嚥下障害のなかった高齢入院患者で入院後2日間以上,禁食となった患者を対象に,その後に摂食嚥下障害を生じた患者と生じなかった患者を比較した研究がある[2]。全体の26％に摂食嚥下障害を認め,摂食嚥下障害を生じた患者は全員,入院時に全身のサルコペニアを認め

ていた（p=0.002）。つまり，全身のサルコペニアを認めない場合には，摂食嚥下障害は生じなかった。本研究で生じた摂食嚥下障害の多くは，サルコペニアの摂食嚥下障害であると考える。これより，サルコペニアの摂食嚥下障害の発生には，全身のサルコペニアが先行するといえる。

❷ 老嚥（presbyphagia）とは

　老嚥とは，高齢者における摂食嚥下機能低下であり，摂食嚥下障害ではない。摂食嚥下のフレイルや，摂食嚥下障害の前段階といえる。老嚥の原因には，味覚・嗅覚低下，感覚閾値低下，唾液分泌量減少，喉頭低下，咽頭腔拡大，咳反射低下，歯牙数減少，義歯不適合，多剤内服による副作用，低栄養，嚥下筋力低下，舌圧低下，嚥下筋の筋肉量減少などがある。老嚥の一因は，嚥下関連筋のサルコペニアである。加齢によるオトガイ舌骨筋，舌，咽頭壁の萎縮が報告されている。また，嚥下関連筋の筋力評価として使用される舌圧にも，加齢による低下を認め，舌圧は摂食嚥下障害と関連する。

❸ サルコペニアの摂食嚥下障害のメカニズム

　サルコペニアの摂食嚥下障害の原因は，活動，栄養，疾患による全身の筋肉と嚥下関連筋の二次性サルコペニアである。誤嚥性肺炎，大腿骨近位部骨折術後，廃用症候群，不適切な栄養管理による低栄養などで，高齢者の入院中に生じることが多い。入院前は老嚥で3食経口摂取していた人が，入院後にサルコペニアが急速に進行して，重度の摂食嚥下障害となりやすい。

　たとえば誤嚥性肺炎の場合，高齢者に多く，もともと加齢によるサルコペニアや老嚥を認めていた可能性がある。急性炎症で侵襲を認めるため，疾患によるサルコペニアが進行する。誤嚥性肺炎では臨床現場で「とりあえず安静」「とりあえず禁食」とされることが多く，廃用性筋萎縮を合併しやすい。「とりあえず禁食」で末梢静脈から1日300kcal程度の水電解質輸液のみ，といった不適切な栄養管理が数日以上，行われた場合，栄養によるサルコペニアも合併する。これらの結果，活動，栄養，疾患による二次性サルコペニアが急速に進行して，入院前は3食常食を経口摂取

可能でも，入院後に重度のサルコペニアの摂食嚥下障害となることがある（図1）[3]。

サルコペニアの摂食嚥下障害のリスク因子

サルコペニアの摂食嚥下障害のリスク因子は，骨格筋量減少，低栄養，ADL要介助である。入院前には摂食嚥下障害のなかった高齢入院患者で入院後2日間以上，禁食となった患者を対象とした研究では，骨格筋量減少，BMI低値，Barthel Index低値が，摂食嚥下障害発生のリスク因子であった[2]。つまり，摂食嚥下障害を認めない高齢者のサルコペニア，低栄養，低ADLを，入院前からリハビリテーションや栄養管理で改善できれば，入院中の摂食嚥下障害の発生を予防できる可能性がある。

入院後2日以内に全身状態や摂食嚥下機能を評価して，早期リハビリテーション，早期離床，早期経口摂取を行うことが，サルコペニアの摂食嚥下障害の予防となりうる。「とりあえず安静」「とりあえず禁食」は，活動による医原性サルコペニアの原因である。また，入院直後から適切な栄養管理を行うことで，栄養による医原性サルコペニアを予防することが，サルコペニアの摂食嚥下障害の予防にもなる。一方，サルコペニアの摂食嚥下障害となった場合には，リハビリテーションと体重増加を目指した攻めの栄養管理〔1日エネルギー必要量＝1日エネルギー消費量＋エネ

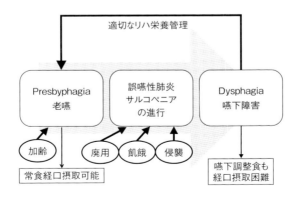

図1 誤嚥性肺炎・サルコペニアの摂食嚥下障害

病態生理

ルギー蓄積量〔1日200〜1,000kcal〕〕の併用が治療となる。

5 サルコペニアの摂食嚥下障害の診断

サルコペニアの摂食嚥下障害の診断には，診断フローチャートが有用である（**図2**）[1]。臨床で嚥下関連筋の筋肉量を測定することは，現時点では容易ではない。そのため，嚥下関連筋の筋肉量を測定しないでサルコペニアの摂食嚥下障害を診断できるフローチャートを開発した。

まず全身のサルコペニアや摂食嚥下障害を認めない場合には，サルコペニアの摂食嚥下障害ではないと判断する。次に摂食嚥下障害の原因として，脳卒中などの明らかな摂食嚥下障害の原因疾患の有無を評価する。たとえば脳卒中やパーキンソン病など，摂食嚥下障害を生じる既往歴のある患者が，誤嚥性肺炎などで入院して摂食嚥下障害が急速に悪化した場合，脳卒中の再発やパーキンソン病の悪化と判断されやすい。しかし実際には，入院中にサルコペニアの摂食嚥下障害が悪化した可能性がある。

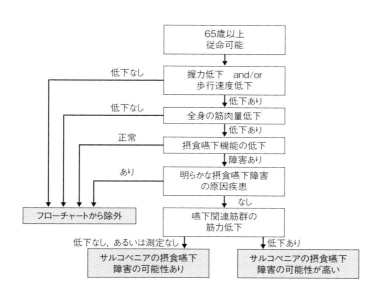

図2 サルコペニアの摂食嚥下障害診断フローチャート

つまり,「脳卒中などの明らかな嚥下障害の原因疾患なし」＝「脳卒中の既往なし」ではないことに留意する。脳卒中による重度の摂食嚥下障害患者では,重度の低栄養リスクが経口摂取移行の阻害因子で,経口摂取移行群で有意にエネルギー摂取量が多かったという報告がある[4]。これより,脳卒中の摂食嚥下障害にサルコペニアの摂食嚥下障害を合併していたことが示唆される。摂食嚥下障害の原因疾患が存在していても,サルコペニアの摂食嚥下障害の可能性はある。

最後に,嚥下関連筋の筋力低下について,舌圧が20mPa以上か未満かで評価する。ただし舌圧計がない場合には,嚥下筋群の筋力低下を評価する段階まで行った時点で,サルコペニアの摂食嚥下障害の可能性ありと判断してよい。

サルコペニアの摂食嚥下障害は,急性期病院で見逃されていることが多い。しかし,サルコペニアの摂食嚥下障害の存在を疑えば,リハビリテーションと攻めの栄養管理の併用で摂食嚥下機能を改善できる可能性がある。とくに栄養改善しないとサルコペニアの摂食嚥下機能は改善しにくい。全身のサルコペニアもしくは摂食嚥下障害を認める場合には,サルコペニアの摂食嚥下障害の存在を疑ってほしい。

文献

1) Mori T et al: Development and reliability of a diagnostic algorithm for sarcopenic dysphagia. JCSM Clinical Reports 2: e00017, 2017
2) Maeda K et al: Decreased Skeletal Muscle Mass and Risk Factors of Sarcopenic Dysphagia: A Prospective Observational Cohort Study. J Gerontol A Biol Sci Med Sci 72: 1290-1294, 2017
3) 若林秀隆：誤嚥性肺炎．サルコペニアの摂食・嚥下障害 - リハビリテーション栄養の可能性と実践（若林秀隆, 藤本篤士編）,医歯薬出版, 東京, 2012, p127
4) Nishioka S et al: Malnutrition risk predicts recovery of full oral intake among older adult stroke patients undergoing enteral nutrition: Secondary analysis of a multicentre survey (the APPLE study). Clin Nutr 36: 1089-1096, 2017

Q11 サルコペニアの診断基準はありますか？

島田 裕之

- サルコペニアの診断（定義）は，操作的定義は時代とともに変遷してきたが，現在では歩行速度，筋力，筋量の組み合わせで判断することが多い
- アジアのサルコペニア診断に関するコンセンサスレポートでは，筋量は成人平均の2標準偏差以上の低下，握力の低下（男性＜26kg，女性＜18kg），歩行速度の低下（≦0.8m/s）が基準とされている
- 治療が必要な状態を診断することと，サルコペニア予防のためのリスク把握はターゲットが異なるため，予防すべき基準を検討していく必要がある

1 サルコペニアの診断

　高齢期における筋量および筋力の低下は，高齢期における身体的虚弱発生の主要な原因となり，老年医学における重要な課題である。サルコペニアは筋量減少を指す造語であるが，筋量の低下と筋力の低下は必ずしも線形関係にあるわけではなく，筋力低下と身体機能障害とは非線形の関係にあり，筋力が中等度から高度に低下した時，最も多く身体機能障害が出現する。

　臨床上の意義を考えると，サルコペニアは筋量低下そのものとしてではなく，筋量と筋力の測定を行うことで，高齢者の筋の機能を正確に把握することが重要と考えられる。また，European Working Group on Sarcopenia in Older People（EWGSOP）[1]やAsian Working Group for Sarcopenia（AWGS）[2]におけるサルコペニア診断の定義には，筋量，筋力の低下とともに身体機能の低下がサルコペニアの構成要素として含められた。EWGSOPにおいては，筋量の低下は認められるが筋力や身体機能の低下を伴わな

▶ Q.11 サルコペニアの診断基準はありますか？

い状態をプレサルコペニアと定義している。

❷ 筋量におけるサルコペニア診断のカットポイント

骨格筋量の測定は，主として形態計測，生体電気インピーダンス法（bioelectrical impedance analysis: BIA），二重エネルギーX線吸収法（dual energy X-ray absorptiometry: DXA），magnetic resonanceやcomputerized tomography画像の解析によって実施され，筋量が推定される。

現在サルコペニアの診断によく用いられる基準の一つとして，Baumgartnerらの定義がある[3]。この定義は，DXAから得られた四肢筋量の合計（appendicular skeletal muscle mass: ASM）を身長（m）の2乗で除したskeletal muscle mass index（SMI）を指標としたものであり，サルコペニア診断のカットポイントは成人（18〜40歳）におけるSMIの平均値から2標準偏差（SD）以下に達した場合とされた。

AWGSにおいては，BIAとDXAを用いた筋量測定のカットポイントが示され，男性：<7.0kg/m^2，女性：<5.7kg/m^2（BIA），<5.4kg/m^2（DXA）とされた[2]。日本人を対象とした研究では，サルコペニアの基準値と妥当性を18〜85歳の成人DXAから検討した報告がある[4,5]。日本成人SMIの平均値−2SD以下をサルコペニアとすると，日本人のサルコペニアを診断するカットポイントは，男性が6.87kg/m^2，女性では5.46kg/m^{2}とされた[5]。

また，生体電気インピーダンス法を用いた筋量の推定においては，多様な機器でSMIの推定値が算出可能であるが，各メーカーで独自の非公開算出アルゴリズムを用いており，機器間で測定値が異なってしまうといった問題を有している（級内相関係数0.42〜0.79）[6]。この問題を解消するために，下記の式に当てはめてSMIを算出すれば機器間の差はほとんど無視できる（級内相関係数0.99）[6]。なお，この推定式のDXAによる筋量測定値に対する決定係数は，男性が0.87（標準誤差0.98kg），女性は0.89（標準誤差0.81kg）である[7]。

男性：$0.197 \times (\text{height (cm)}^2/50\text{kHz resistance }(\Omega)) + 0.179 \times \text{weight (kg)} - 0.019$

女性：$0.221 \times (\text{height (cm)}^2/50\text{kHz resistance }(\Omega)) + 0.117 \times \text{weight (kg)} + 0.881$

❸ 筋力におけるサルコペニア診断のカットポイント

　筋力の測定方法には，測定部位を固定した状態で行う等尺性筋力と，一定速度で体を動かしながら測定する等速性筋力の測定とに分かれる。サルコペニアに起因する骨格筋の萎縮では速筋が優位に低下するため，速い角速度下にて行う等速性筋力の測定が筋機能低下の特徴をとらえるために有益であるが，高価で運搬が困難な機器を用いなければならないため，一部の病院や研究施設を除いて測定が難しい状況にある。

　一方，等尺性筋力の測定は簡便に計測が可能といった利点を持つ。なかでも握力検査は高齢者が簡便かつ安全に実施可能であり，上肢の筋力のみならず他の筋群の筋力も反映する指標として用いることができる。また，握力は高齢者の日常生活機能の低下の予測因子でもあるため，スクリーニング検査としては最適な検査方法であると考えられる。AWGSにおいては，握力のカットポイントは男性が26kg未満，女性が18kg未満とされており[2]，日本人においてもこの基準で筋力低下を判定するのが妥当であろう。

❹ 身体機能の測定方法

　高齢者は日常生活を送るうえで各種動作を行う場合，課題で必要とされる能力に対する機能的な予備力が低下しているために，サルコペニアによる筋力低下が起こると容易に生活機能障害を引き起こすこととなる。高齢者の身体機能のなかでも歩行速度は代表的な検査方法であり，高齢者の機能を把握するために実施することが推奨されている。

　歩行検査のなかで最も実施されているのが，一定距離あたりの所要時間を計測して歩行速度を算出する方法である。歩行距離は2～10m程度の短距離で計測される場合が多く，歩行開始と終了時の加速と減速の影響を排除するために，歩行路の両端に2m程度の予備路を設ける場合が多い。

　AWGSにおいては，歩行速度のカットポイントは0.8m/s以下とされており，サルコペニア診断のためにはこの基準を用いるとよい[2]。ただし，要介護認定を受けていない地域在住高齢者において，歩行速度0.8m/s以下となる者はほとんど存在しないのが実情である（図1）。10,351人を対

▶ Q.11 サルコペニアの診断基準はありますか？

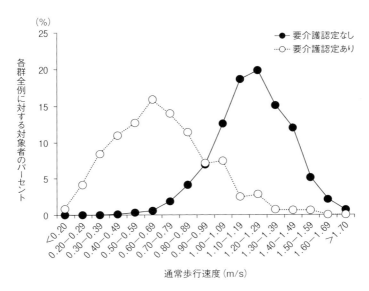

図1 要介護認定の有無別にみた歩行速度の分布

象とした我々の調査では，要介護認定者と自立して地域で生活する高齢者とを判別する歩行速度は1.0m/sであり[8]，その他の多くの研究でも歩行速度1.0m/sが健康上の問題を起こす境界とされており，地域在住高齢者を対象として将来の生活機能障害の危険性をスクリーニングするためのカットポイントを歩行速度0.8m/sにすべきかどうかは検討の余地がある。

5 日本におけるサルコペニアの診断

2016年10月1日にサルコペニアが国際疾病分類第10版（ICD-10）のコード（M62.84）を取得し，独立した疾患として認識された。このような背景から，日本サルコペニア・フレイル学会においてサルコペニア診療ガイドラインを作成することが決定され，2016年3月に診療ガイドライン委員会が組織され，2017年12月にガイドラインが公表された。ここでもサルコペニア診断はAWGSの基準を踏襲しており，**図2**に示したフローで診断することが望ましいと考えられる。

■ サルコペニアの診断

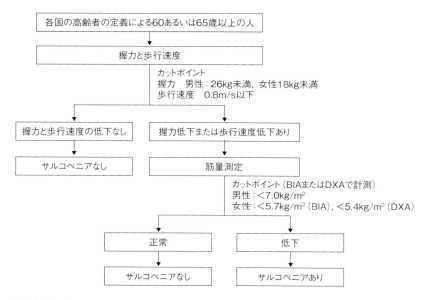

図2 Asian Working Group for Sarcopeniaによるサルコペニアの診断フロー

文献

1) Cruz-Jentoft AJ et al: Sarcopenia: European consensus on definition and diagnosis: Report of the European Working Group on Sarcopenia in Older People. Age Ageing 39(4): 412-423, 2010
2) Chen LK et al: Sarcopenia in Asia: consensus report of the Asian Working Group for Sarcopenia. J Am Med Dir Assoc 15(2): 95-101, 2014
3) Baumgartner RN et al: Epidemiology of sarcopenia among the elderly in New Mexico. Am J Epidemiol 147(8): 755-763, 1998
4) 真田樹義ほか: 日本人成人男女を対象としたサルコペニア簡易評価法の開発. 体力科学 59: 291-302, 2010
5) Sanada K et al: A cross-sectional study of sarcopenia in Japanese men and women: reference values and association with cardiovascular risk factors. Eur J Appl Physiol 110(1): 57-65, 2010
6) Yamada M et al: Comparability of two representative devices for bioelectrical impedance data acquisition. Geriatr Gerontol Int 16(9): 1087-1088, 2016
7) Yoshida D et al: Development of an equation for estimating appendicular skeletal muscle mass in Japanese older adults using bioelectrical impedance analysis. Geriatr Gerontol Int 14(4): 851-857, 2014
8) Shimada H et al: Performance-based assessments and demand for personal care in older Japanese people: a cross-sectional study. BMJ Open 3(4): e002424, 2013

Q12 診断のためのバイオマーカーについて教えてください

A
重本 和宏

- サルコペニアの早期から病態が評価できるバイオマーカーが必要である
- バイオマーカーは血液や尿で測定できるものが便利である
- サルコペニアの原因は多因子からなることから,複数のバイオマーカーによる診断が必要となるだろう

1 バイオマーカーの意義

　サルコペニアの診断には2014年に発表されたAsian Working Group for Sarcopenia（AWGS）の基準に準拠した診断アルゴリズムが使われている[1]。診断にあたっては65歳以上の高齢者を対象に,握力と筋量および歩行速度を測定して評価する。しかしながら,この方法で臨床的にサルコペニアと診断されるケースはサルコペニアの病状がすでに明らかであり,筋力低下や筋萎縮だけでなく認知症を含む他の老年病症候群も合併しているケースもある。さらに,最近ではサルコペニアの病態のなかで,とくに骨格筋の機能低下を予防することが重要であると考えられている。このように,サルコペニアの予防あるいは病態の進行を早期に発見して適切な介入で進行を遅くするためには新しい診断法が必要である。比較的簡単に測定できるバイオマーカーを使い,サルコペニアの将来リスクを早期に評価して,運動や栄養補給による介入や薬物治療などの効果を適切に判定すれば,サルコペニアの発症を遅延させて,介護予防を可能にすることが期待される。

2 バイオマーカーの種類

バイオマーカーは、広義には生体の生理学的状態の定量的な測定値である。疾患の診断基準となるものだけでなく、筋量、筋力、身体能力、体重などもバイオマーカーとして分類することもできる。しかしながら、近年ではバイオマーカーは特定の生理メカニズムに基づく生体由来の分子の変動値、あるいは発症メカニズムに基づく病理学的変化の指標となる生体由来の分子の測定値を示すもので、測定値の増減で病態変化を客観的に診断することができるものが対象とされている。

サルコペニアの本質的な原因は骨格筋の老化ではあるが、そもそも骨格筋は単純な臓器ではなく由来の異なるさまざまな細胞から構成されている。骨格筋を構成する筋線維を維持するためには、筋線維および筋幹細胞と間葉系前駆細胞の相互作用が必要である。また、運動神経線維終末部と骨格筋のつなぎ目の神経筋シナプスは、筋萎縮が発症する前からサルコペニアの病態メカニズムと関連していることが明らかにされている（図1）。さらに、骨格筋は単なる運動器官ではなく、体重で40％を占める生体内の最大の代謝調節器官で多臓器とあることがわかってきた[2, 3]。加齢にともなうこれらの維持機能の低下は、サルコペニアの原因となることから、複数のバイオマーカーを使った診断が必要と考えられる。

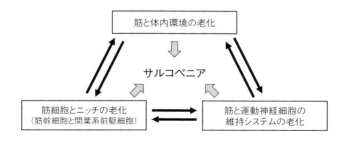

図1 サルコペニアのメカニズム

❸ 骨格筋の代謝調節機構を指標とするバイオマーカー

疫学研究から，被験者の安静時（ベースライン）および運動習慣の程度は，IL-6の血中濃度と負の相関がある[4]。耐久トレーニングを行った被験者では，安静時のIL-6の血中濃度が低下する。また，加齢にともなう四肢筋量の減少や握力低下などのサルコペニアの指標と，安静時のIL-6，TNFαなどの炎症性サイトカインの血中濃度との間に負の相関がある。このことから，サルコペニアに慢性炎症が関与しているという概念が提示された。一方で，運動後30分には骨格筋内のIL-6のmRNA転写が100倍程度に増加する[2]。IL-6は骨格筋と全身の脂肪酸のβ酸化を促進しエネルギー産生を増加させ，また脂肪組織のアドレナリン刺激による脂肪分解の感受性を高める。このように，IL-6は骨格筋および全身の代謝を活性化して運動能力を高める作用がある。そして，骨格筋から分泌されるミオカインとしての機能が報告された最初のミオカインである[2]。実際ヒトの体の最大重量（体重の40%）を占める骨格筋は，静止期には体内のエネルギー代謝の30%で，インスリン刺激により体内の糖消費の85%を占めるまで増加する。さらに，運動のピーク時には20倍に増加するエネルギー代謝の90%を骨格筋が占めている。さらに，骨格筋だけでなく他臓器へ作用するさまざまなミオカインが報告されている（**図2**）。骨格筋による可塑的な代謝機能のダイナミックレンジの大きさと加齢によるその変化を，ミオカインなどのバイオマーカーで評価することができれば，サルコペニアやサルコペニア肥満の診断において有用であることが期待される[3]。

❹ 骨格筋と神経細胞の相互維持機構に着目したバイオマーカー

骨格筋の維持には，運動神経細胞と筋のつなぎ目である神経筋シナプスを介した相互作用シグナルが重要な役割を果たす。とくに，運動神経線維の終末から筋側のシナプスへ分泌されるagrin（ヘパリン硫酸プロテオグリカン）はシナプスの維持に必須の分子である。Agrinは数百キロダルトンの大きな分子だが，そのC末端蛋白（CAF）はシナプスの運動神経終末に存在するneurotrypsin（プロテアーゼ）により切断される。Neurotrypsin

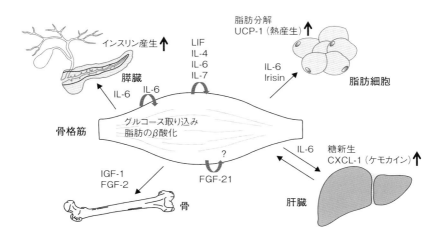

図2 ミオカインの種類とその標的器官

（文献2の図を改変）

を運動神経細胞に過剰発現したトランスジェニックマウスは，筋萎縮の病理組織像がサルコペニアと類似する．69人の高齢者（女性47人）の血清中のCAF濃度を測定したところ，男性高齢者の筋量と有意に負の相関関係があり，ビタミンDと運動トレーニング負荷後にCAF高値の群では有意にCAFの値が下がった[5]．最近では，モノクローナル抗体を使った測定法が開発され，以前よりも簡便に測定できるようになった．さらに，もしCAF産生がサルコペニアの分子メカニズムの1つであれば，CAFは分子標的薬物の有効性を評価するコンパニオン診断薬としても有用となる．このような着眼点のバイオマーカーの開発が，今後も進むことが期待される．

5 サテライト細胞の維持に関わる因子とバイオマーカー

骨格筋の形態・機能を維持するために骨格筋組織幹細胞（サテライト細胞）が骨格筋の基底膜と筋線維の間に存在しており，損傷や過負荷を受けると細胞分裂と筋管細胞への分化が誘導され維持・修復を担っている．さらに，基底膜外に存在する間葉系前駆細胞が存在しており，筋線維細

胞とサテライト細胞の維持に重要な役割を果たすことがわかった。加齢によりサテライト細胞の数と機能が低下することが多くの論文で発表されている。サルコペニアの病態と，サテライト細胞の維持に関わる生体内因子の血中濃度の低下と相関があれば，サルコペニアのバイオマーカーとして利用することができる。補体成分のC1qが老化マウスおよび高齢者の血中で増加することが報告された。C1qはWnt/β-cateninシグナルを介してサテライト細胞の機能を抑制し，さらに線維化を促進することが動物モデルで示された。さらに，高齢者に運動介入すると，有意に血中のβ-catenin濃度が低下することが報告された[6]。

文 献

1) Chen LK et al: Sarcopenia in Asia: consensus report of the Asian Working Group for Sarcopenia. J Am Med Dir Assoc 15: 95-101, 2014
2) Pedersen BK et al: Muscles, exercise and obesity: skeletal muscle as a secretory organ. Nat Rev Endocrinol 8: 457-465, 2012.
3) Shigemoto K et al: Metabolic plasticity in sarcopenia. J Phys Fitness Sports Med 4: 347-350, 2015
4) Fischer CP: Interleukin-6 in acute exercise and training: what is the biological relevance? Exerc Immunol Rev 12: 6-33, 2006
5) Drey M et al: C-terminal Agrin Fragment as a potential marker for sarcopenia caused by degeneration of the neuromuscular junction. Exp Gerontol 48: 76-80, 2013
6) Watanabe S et al: Serum C1q as a novel biomarker of sarcopenia in older adults. FASEB J 29: 1003-1010, 2015

Q13 診断のための臨床症候について教えてください

A
金 憲経

- 低BMI，下腿三頭筋周囲萎縮，下肢筋量減少，下肢筋力低下，健康度自己評価が低い
- IADL障害，過去1年間の転倒，60歳以降の骨折歴が多く，骨密度は低い
- 骨粗鬆症や貧血の既往歴は多い
- 肺活量，努力性肺活量，1秒量は少ない

われわれは，大都市部在住75歳以上の後期高齢女性1,399人のなかから，サルコペニア高齢者304人（21.7%）を抽出し，サルコペニア高齢者の臨床徴候を見出した。

1 臨床徴候1：低BMI，下腿三頭筋周囲萎縮，下肢筋量減少，下肢筋力低下

サルコペニア群は正常群に比べて，年齢が高く，下腿三頭筋周囲径，BMI，全身筋量および下肢筋量，下肢筋力は有意に低い値を示す。下腿三頭筋周囲径は筋量の指標となり，高齢者の身体機能や障害を評価する有効な項目として広く採用され，31cm以下になると歩行困難，着替え困難，入浴困難，階段昇降困難の危険性が増えると指摘する[1]。今回の対象者304人の平均下腿三頭筋周囲径は30.17±2.03cm，70.4%（214人）は31.0cm未満で，サルコペニア高齢者の多くで下腿三頭筋周囲径の萎縮が確認される。筋量の減少，なかでも下肢筋量は，サルコペニア群9.84±1.01kgと正常群（11.79±1.31kg）に比べて有意（t-値27.78，p<0.001）に少ない。一方，下肢筋力はサルコペニア群155.84±38.82N，正常群209.24±

47.83Nとサルコペニア群が正常群より顕著に弱い(**表1**)。サルコペニア群で下肢筋量のみならず,下肢筋力の低下が検証されたことに注目すべきである。

健康度自己評価をみると,不健康だと回答した者の割合はサルコペニア群24.3%,正常群14.2%と有意に高く,定期的な運動習慣を持っている者の割合はサルコペニア群27.3%,正常群33.5%と有意に低い(**表2**)。

以上のように,サルコペニア高齢者はBMIが低く,下腿三頭筋周囲が細く,下肢筋量の減少に伴う筋力低下,健康に対する自信感の喪失という徴候を示す。

臨床徴候2:IADL障害や転倒・骨折上昇,低骨密度

サルコペニアとactivities of daily living(ADL)やIADL(instrumental ADL)障害,転倒,骨折との関連性については,多くの先行研究で検証されている。ADLは,一人の人間が独立して生活するために行う基本的な,しかも各人ともに共通に毎日繰り返す食事,排泄,移乗,更衣,入浴など

表1 サルコペニア群と正常群の連続変数の比較

項目	サルコペニア群 n=304	正常群 n=1,095	p値
年齢(歳)	79.49±2.93	78.51±2.77	<0.001
身長(cm)	146.17±5.77	148.21±5.41	<0.001
体重(kg)	40.51±4.44	52.13±6.75	<0.001
BMI(kg/m^2)	18.98±2.01	23.74±2.84	<0.001
下腿三頭筋周囲(cm)	30.17±2.03	33.92±2.60	<0.001
BMD(g/cm^2)	0.248±0.053	0.296±0.061	<0.001
収縮期血圧(mmHg)	129.13±20.45	135.00±18.38	<0.001
拡張期血圧(mmHg)	70.53±11.53	74.41±10.35	<0.001
脈拍数(拍)	78.29±11.68	75.38±11.62	<0.001
肺活量(mL)	1896.80±408.35	2047.80±420.35	<0.001
努力性肺活量(mL)	1642.10±418.32	1750.30±389.27	<0.001
1秒量(mL)	1333.80±370.60	1455.20±352.84	<0.001
筋量(kg)	26.92±2.61	31.73±3.16	<0.001
下肢筋量(kg)	9.84±1.01	11.79±1.31	<0.001
膝伸展力(N)	155.84±38.82	209.24±47.83	<0.001

表2 サルコペニア群と正常群のカテゴリー変数の比較

項目	サルコペニア群 n=304	正常群 n=1,095	p値
健康度自己評価, 不健康 (%)	24.3	14.2	<0.001
外出頻度, 少ない (%)	4.6	2.5	0.051
運動習慣, 有 (%)	27.3	33.5	0.039
IADL障害, 有 (%)	7.9	4.6	0.022
転倒, 有 (%)	26.5	16.4	<0.001
痛み, 有 (%)	58.9	65.4	0.037
既往歴, 有 (%)			
脳卒中	6.9	7.1	0.897
心臓病	17.1	21.6	0.090
糖尿病	8.2	10.6	0.223
慢性閉塞性肺疾患	0.7	0.9	0.669
変形性股関節症	1.7	2.4	0.445
高血圧	51.0	58.0	0.029
高脂血症	32.2	40.5	0.009
変形性膝関節症	14.5	25.5	<0.001
貧血症	4.6	2.2	0.022
骨粗鬆症	38.2	30.7	0.014
60歳以降骨折	28.6	22.9	0.038

身の回りの動作を指し，IADLは外出，買い物，食事の支度，金銭管理，家事など個人が社会環境に適応し，自立生活を維持するために不可欠な能力である。サルコペニア高齢者のIADLの障害について調べた研究報告によれば，サルコペニア高齢者は正常者に比べてIADL障害の危険性は5倍以上（odds ratio (OR)=5.04, 95% confidence interval (CI)=1.95-13.02）と高い[2]。今回の対象者の場合，IADL障害はサルコペニア群7.9%，正常群4.6%と先行研究の指摘と同様にサルコペニア群で有意に高いことから，サルコペニア高齢者に対するIADL自立支援が緊急の課題といえる。

次にサルコペニア高齢者に極めて大きな問題である転倒についてみると，先行研究ではサルコペニア高齢者は正常者に比べて転倒の危険性が3倍以上（hazard ratio=3.23, 95% CI=1.25-8.29）と指摘している[3]。今回の対象者の場合，過去1年間の転倒率はサルコペニア群26.5%，正常群16.4%とサルコペニア高齢者の転倒率は有意に高い（**表2**）。サルコペニア高齢

者における転倒率上昇の背景には，前述の下肢筋量の減少に伴う下肢筋力の低下が大きく関与していると推測する．筋力低下は転倒の危険因子であることはよく知られていることである．

転倒の影響として最も深刻なのは骨折である．高齢者に起こりやすい骨折として，脊椎，橈骨末端部，上腕骨近位部，大腿骨近位部が挙げられるが，大腿骨頸部あるいは転子部骨折は起立，歩行に最も関連し対応が適切でなければ要介護状態あるいは寝たきりに結びつきやすい．大腿骨近位部骨折増加は，年齢とともに骨が脆弱性を増すと同時に，転倒頻度が上昇するためである．

もう一つは骨密度であり，サルコペニア高齢者は正常者に比べて低骨密度の危険性が高い（OR=1.59，95% CI=1.06-2.39）と報告している[4]．今回の対象者の場合，DTX-200より計測した橈骨の骨密度は，サルコペニア群$0.248 \pm 0.053 g/cm^2$，正常群$0.296 \pm 0.061 g/cm^2$とサルコペニア群で有意に低い（**表1**）．

サルコペニア高齢者に多発する骨折は，サルコペニア高齢者の特異的な徴候，つまり下肢筋量の減少，下肢筋力の低下，低骨密度，易転倒が骨折上昇と強く関わると推測する．60歳以降の骨折歴は，サルコペニア群28.6%，正常群22.9%とサルコペニア群が有意に高い．一方，サルコペニア高齢者の骨折部位をみると，大腿骨頸部8.0%（正常群4.4%）と腰部10.3%（正常群6.4%）が多い．

もう一つの特徴は痛みである．痛みの有症率はサルコペニア群58.9%，正常群65.4%とサルコペニア群の方が低い（p=0.037）．サルコペニア高齢者は正常者より痛みの有症率は低いが，痛みを有するサルコペニア高齢者の各種健康指標は顕著に悪いことが深刻な問題である．痛みを有するサルコペニア高齢者は，痛みがないサルコペニア高齢者に比べて，不健康32.4%，運動習慣無78.8%，転倒恐怖感81.0%，尿漏れ39.1%，60歳以降骨折歴34.6%と高くなっている．

以上のように，サルコペニア高齢者は，正常者に比べて，IADLの障害率が高く，転倒や骨折歴が多いとの特徴を示す．さらに，サルコペニア群内で痛みを持っているサルコペニア高齢者は，より深刻な健康問題を多く抱えていることが示唆される．

臨床徴候3：骨粗鬆症多発，肺機能の低下

　サルコペニアと疾病との関連性については，おもに骨粗鬆症に焦点を当てた検討が散見される。骨粗鬆症は低骨量で，かつ骨組織の微細構造が変化し，骨の脆弱化とその結果骨折の危険の増大した病態と定義される。骨粗鬆症の発症には複数の生活習慣に関連する要因と遺伝的素因が関わるが，サルコペニアが骨粗鬆症と密接に関連するとの指摘も多い。サルコペニア高齢者は正常者に比べて骨粗鬆症の危険が2倍くらい（OR=1.80，95%CI=1.07-3.02）高い[5]。骨粗鬆症のみならず，サルコペニア高齢者の既往歴を総合的にみると，高血圧症51.0%（正常群58.0%），高脂血症32.2%（正常群40.5%），変形性膝関節症14.5%（正常群25.5%）は正常群より低い割合を示すが，先行研究と同様に骨粗鬆症38.2%（正常群30.7%）と高く，さらに貧血も4.6%（正常群2.2%）と有意に高い割合を示す。一方，脳卒中，心臓病，糖尿病，慢性閉塞性肺疾患，変形性股関節症は両者間で有意差は見られない（**表2**）。一方，収縮期血圧（サルコペニア高齢者=129.13±20.45mmHg，正常者=135.00±18.38mmHg，p<0.001），拡張期血圧（サルコペニア高齢者=70.53±11.53mmHg，正常者=74.41±10.35mmHg，p<0.001）はサルコペニア高齢者が正常者より低い値を示すが，脈拍数（サルコペニア高齢者=78.29±11.68拍，正常者=75.38±11.62拍，p<0.001）はサルコペニア高齢者で高い。さらに，肺活量はサルコペニア群1.90±0.41L，正常群2.05±0.42L，努力性肺活量はサルコペニア群1.64±0.42L，正常群1.75±0.39L，1秒量はサルコペニア群1.33±0.37L，正常群1.45±0.35Lといずれの肺機能指標もサルコペニア群で顕著に減っている（**表1**）。

　以上のことから，サルコペニア高齢者は，下肢筋力の低下に起因する転倒増加，骨密度の低下や骨粗鬆症に伴う骨折の危険性の上昇が観察される。診断にあたってはこれらの臨床徴候の把握が必要であることが示唆される。

文献

1) Rolland Y et al: Sarcopenia, calf circumference, and physical function of elderly women: A cross-sectional study. J Am Geriatr Soc 51: 1120-1124, 2003
2) Tanimoto Y et al: Association between sarcopenia and higher-level functional capacity in daily living in community-dwelling elderly subjects in Japan. Arch Gerontol Geriatr 55: e9-e13, 2012
3) Landi F et al: Sarcopenia as a risk factor for falls in elderly individuals: Results from the ilSIRENTE study. Clin Nutr 31: 652-658, 2012
4) Wu CH et al: Sarcopenia is related to increased risk for low bone mineral density. J Clin Densitom 16: 98-103, 2013
5) Di Monaco M et al: Prevalence of sarcopenia and its association with osteoporosis in 313 older women following a hip fracture. Arch Gerontol Geriatr 52: 71-74, 2011

Q14 筋力の基準値について教えてください

山﨑 裕司

- 連続歩行の自立には，等尺性膝伸展筋力で0.4kgf/kg程度の筋力が必要（自立閾値）
- 筋力が0.25kgf/kgを下回ると連続歩行や階段昇降は不可能となる（下限閾値）
- 高齢者の下肢筋力は，この自立閾値に近似しており，予備力が乏しい状態である

1 筋力と動作能力の関連

　筋力と移動動作能力の関係は，筋力閾値を境として急激に変化する。ある筋力閾値を上回ると，筋力の大小は動作能力には影響を与えない。しかし，その筋力閾値を下回ると筋力の弱化にしたがって動作能力は急激に低下する。

　移動動作の自立・非自立についてみても同様である。ある筋力閾値を下回ると，動作が自立しない者が出現し始める（自立閾値）。自立閾値以下では，筋力低下にしたがって自立者は少なくなる。そして，ある筋力閾値以下では自立者はいなくなる（下限閾値）。

　図1には，膝伸展筋力と歩行自立度の関連を示した。院内連続歩行をみると，筋力が0.4kgf/kgを超える区分では全例が自立している。しかし，それ以下の筋力区分では筋力低下にしたがって自立例が減少し，0.20～0.24kgf/kgの区分では自立例を認めていない。0.4kgf/kg付近の筋力が連続歩行の自立閾値，0.25kgf/kgが連続歩行の下限閾値となる。室内歩行は0.30kgf/kgを超える区分では全例が自立し（自立閾値），0.15kgf/kg未満の区分で

▶ Q.14 筋力の基準値について教えてください

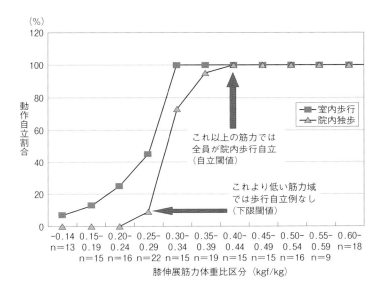

図1 歩行自立に必要な筋力値

もわずかであるが自立例を認める。短距離の歩行は，バランスが良ければスピードや歩幅を調節することによってかなり低い筋力でも可能である。

❷ 主要な移動動作自立に必要な筋力の基準値

　主要な移動動作に必要な筋力の自立閾値と下限閾値を**表1**にまとめた。対象は運動器疾患を有さない65歳以上の虚弱な高齢患者である。本項では，筆者らが用いている椅子座位下腿下垂位における等尺性膝伸展筋力を体重で除した値を下肢筋力の代表値としている。

　室内歩行を除くほとんどの動作は，0.4〜0.5kgf/kgが自立閾値，0.20〜0.25kgf/kgが下限閾値となっている。この付近の筋力が動作自立のカギとなる。

　立ち上がり，段差昇降の動作には下肢長が強く影響する。立ち上がりでは下肢長が長いと開始姿勢での膝・股関節屈曲可動域が大きくなるため，より大きな伸展筋力が必要となる。逆に，昇段動作では下肢長が長いと動作中の膝関節の屈曲角度が小さいため，より低い筋力でも動作可能である。

表1 動作自立に必要な筋力閾値

	下限閾値	自立閾値
立ち上がり[1]	0.20	0.35
30cmの昇段	0.25	0.50
階段昇り[2]	0.25	0.50
室内歩行	0.15未満	0.30
連続歩行	0.25	0.40
1.0m/秒以上の歩行速度[3]	0.25	0.40

単位：kgf/kg
1) 40cm台からの立ち上がり，2) 段差17cm，16段
3) 道路横断に必要な歩行速度

3 本邦高齢者の筋力水準と移動動作障害（表2）

本邦健常者の年齢・性別膝伸展筋力を**表2**に示した[1]。60歳以上の女性，80歳代の男性の筋力は0.5kgf/kgを下回り，前述した移動動作の自立閾値に近似している。つまり予備力がない状態である。

吉武ら[2]は，約4,000人の高齢者に対して問診表による調査を行った。その結果，80歳代女性の60％以上，男性の40％以上が階段昇降を手すりなしで行うことができないと回答した。80歳代女性の平均筋力は0.39kgf/kg，階段昇り動作の自立閾値が0.4kgf/kgであることを考慮すると，至極

表2 健常者の年代別膝伸展筋力

年代	男性（人）	筋力 kgf/kg	女性（人）	筋力 kgf/kg
20歳代	49	0.96±0.13	48	0.74±0.14
30歳代	41	0.85±0.15	44	0.65±0.12
40歳代	34	0.78±0.12	42	0.64±0.13
50歳代	41	0.76±0.16	44	0.59±0.12
60歳代	45	0.64±0.13	56	0.50±0.09
70歳代	28	0.56±0.09	53	0.46±0.10
80歳代	20	0.49±0.07	33	0.39±0.05

（文献1より引用）

当然の結果と考えられる。

　動作能力と筋力の関連は，性別や年齢の影響はほとんど受けない。このため20歳代の男性の筋力が半減しても主要な移動動作が障害されることはない。一方，80歳代高齢女性の筋力（0.39kgf/kg）が半減すると，立ち上がりや歩行などの動作障害を避けることができない。私たちは，年齢・性別の標準値を基準として対象者の筋力水準を把握しがちである。しかし，日常生活動作への影響という点から見ると，動作自立に必要な筋力を基準として対象者の筋力を評価すべきである。

4 バランスと筋力基準値

　動作能力は，筋力のみによって規定されているわけではない。歩行動作では左右の下肢へ，交互に重心移動を行わなければならない。これには，いわゆるバランス能力が必要となる。筋力はバランス能力を規定する一要因であるが，平衡機能など，その他の要因によってバランス能力は修飾される。したがって，筋力が同等であってもバランスが不良な対象者では，歩行は障害されやすい。膝伸展筋力が下限閾値（0.25kgf/kg）と自立閾値（0.4kgf/kg）の間に位置する対象者では，歩行の可否はバランスの良し悪しに強く影響される。バランスの指標として一側下肢への最大荷重量を取り上げた場合，体重の84％以上を安定して荷重できると歩行が自立する可能性が高い[3]。また，前方への最大リーチ距離を取り上げた場合，同様に26cm付近がカットオフ値となる[4]。

5 疾患群における筋力基準値

　片麻痺者でも，ある一定の筋力値を下回る場合には動作自立が障害される。また麻痺が重度であるほど，より大きい非麻痺側筋力を必要とする。非麻痺側膝伸展筋力が，0.60kgf/kgを上回る場合，院内歩行，40cm台からの立ち上がりが全例で自立した。一方，0.30kgf/kgを下回る場合，歩行，立ち上がり，階段昇降，床からの立ち上がり，いずれの動作も自立例を認めなかった。患側機能を健側で補う必要がある片麻痺者では，動作自立のために通常よりも大きい健側筋力を獲得する必要がある。

　手術後4週の時点での大腿骨頸部骨折患者の歩行能力にも，下肢筋力が

強く影響する[5]。健側筋力が0.4kgf/kg，患側筋力が0.2kgf/kgを超える症例では，杖歩行が自立した。一方，健側筋力が0.25kgf/kgを下回る場合には，院内歩行が自立した症例はなかった。大腿骨頸部骨折患者の歩行自立にも，虚弱高齢者における歩行の下限閾値，自立閾値が適用できる。

文献

1) 平澤有里ほか: 健常者の等尺性膝伸展筋力. PTジャーナル 38: 330-333, 2004
2) 吉武 裕, 島田美恵子: 健康寿命と体力. 総合リハ 35: 1449-1455, 2007
3) 加嶋憲作ほか: 歩行自立度と下肢荷重率, 等尺性膝伸展筋力との関連. 総合リハ 40: 61-65, 2012
4) 森尾裕志ほか: 高齢心大血管患者における下肢筋力, 前方リーチ距離と歩行自立度との関連について. 心臓リハビリテーション 12: 113-117, 2007
5) 金子義弘: 高齢大腿骨近位部骨折患者の等尺性膝伸展筋力と歩行自立度との関係. 運動・物理療法 23: 252-258, 2012

Q15 治療法にはどのようなものがありますか?

小川 純人

- サルコペニアを早期に察知し介入を行うことは重要である
- 加齢に伴う液性因子(性ホルモン,ビタミンD等)の変化や栄養障害が,サルコペニアの発症,進展に関与していることが次第に明らかになってきている
- サルコペニア予防・治療に向けて,栄養,運動,薬剤等の複合的・効果的介入による効果が期待される

1 サルコペニア対策の重要性

　加齢に伴うさまざまな機能変化のなかでも,歩行能力,運動機能,視力,記銘力,腎機能をはじめとした人間の身体機能,生理機能は年齢とともに低下していくことが知られている。また,加齢に伴い生殖内分泌器官の機能低下も認められ,性ホルモンなどのホルモン動態にも大きな変化が生じてくる。さらに,加齢に伴う筋肉量の減少,筋力低下(サルコペニア)により,高齢者の身体機能は一層低下し,activities of daily life(ADL)自立がより困難となり,結果的に転倒,骨折による要介護状態に陥る場合も多い。このように複合的な成因,背景が想定されるサルコペニアでは,高齢者の運動機能,身体機能を低下させるばかりでなく生命予後やADLをも規定し,本人,介護者双方のquality of life(QOL)を低下させてしまう場合が多いため,その対策は重要である。これまでの知見から,性ホルモン,ビタミンD等の液性因子の加齢変化,動態と筋肉量,転倒リスクなどとの関連性についても次第に明らかになってきており,栄養,運動,薬剤等の複合的かつ効果的介入によるサルコペニア予防の重要性

治療と予防

が認識されるようになってきている。

2 サルコペニア予防に向けた栄養・運動

　高齢者では生理的な食欲低下をはじめ種々の要因によって低栄養・栄養障害を認めやすく、さらに低栄養・栄養障害自体がサルコペニア等の機能障害やフレイルの要因、生命予後を含めた予後不良の指標にもなる。したがって、高齢者における栄養状態の評価とそれに基づく適切な介入はサルコペニア・フレイル対策の点からも重要である。なかでも一般に高齢者ではたんぱく質需要が大きく低下しない点を考慮し、腎疾患など特別な疾患、病態を除き十分量のたんぱく質投与を検討する[1]（図1）。

　サルコペニア対策を考える上で、こうした高齢者に対する栄養評価が前提となり、十分なたんぱく質や脂肪酸摂取、アミノ酸投与などの栄養介入が有効である可能性が指摘されている。また、栄養介入効果は運動療法と併用した場合に認められることが多く、栄養介入のみの対策では高齢者の筋量・筋力回復が難しい可能性も指摘されている。東京都在住

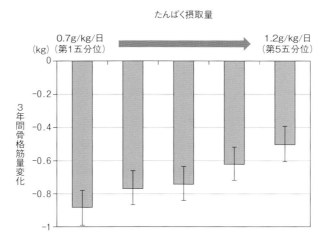

図1 たんぱく質摂取低下にともなう3年間の骨格筋量の変化
〔米国在住高齢者2,066人（70〜79歳）〕

（文献1より引用改変）

▶ Q.15 治療法にはどのようなものがありますか？

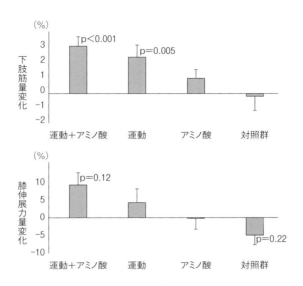

図2 運動・アミノ酸介入による筋量および筋力の変化

（文献2より引用改変）

の75歳以上の高齢女性を対象とした検討では，運動介入（週2回運動教室）に栄養介入（ロイシン高配合必須アミノ酸）を行った群が，運動介入単独群，栄養介入単独群に比べて下肢筋量・膝伸展力改善の点で最も効果的であった（**図2**）[2]。サルコペニアに対するアミノ酸補充については，高齢者を対象とした10日間の安静臥床試験において必須アミノ酸投与により骨格筋蛋白質合成低下や身体機能低下の抑制が認められ[3]，ロイシンに代表される分枝鎖アミノ酸やHMB（β-ヒドロキシ-β-メチル酪酸）の補充が高齢者の筋量維持に有効であるとの指摘もあり，今後の研究の進展が期待される[3]。このほか，高齢者におけるビタミンD血中濃度とサルコペニアとの関連性については，これまでの横断・縦断研究によって報告されており，その骨代謝作用に加えて筋肉に対する直接的作用を有する可能性についても示唆されている[4]。その一方で，ビタミンD投与による筋量・筋力増加，転倒予防効果はビタミンD不足の高齢者を対象とした場合に認められるなど，定まっていない面もあり，ビタミンD作用機

序に関するさらなる検討が必要である。

サルコペニアと性ホルモン

　加齢にともなう生殖内分泌器官の機能低下により性ホルモン動態も大きく変化し，性ホルモン低下，性ホルモン受容体シグナルの減弱等が挙げられる。男性において加齢による性ホルモン低下は，男性更年期障害とも関連し late-onset hypogonadism（LOH）という概念で理解されている。最近の研究から低テストステロン状態による高齢男性の身体機能，転倒などへの影響について，次第に明らかになってきている。また，テストステロン低下に伴う筋肉量減少，およびテストステロン補充による蛋白同化作用，筋肉量増加作用が転倒リスクに大きく関与することも次第に明らかとなってきている。実際，性ホルモン補充や運動の実施により，筋肉量を含めた体組成変化，筋力増加，転倒リスク軽減が認められた。65歳以上の男性に3年間パッチによるテストステロン補充を行った米国の研究では，筋肉量増加，脂肪量減少といった体組成の改善効果が認められた一方で，前立腺がん患者に対してGnRHアゴニスト投与などの抗アンドロゲン療法を行った患者では，筋肉量減少，脂肪量増加という体組成変化を認めた[5]。このほか，DHEA-Sは末梢組織でアンドロゲン，女性ホルモンに変換されることで間接的に作用することが知られているが，これまでの観察研究などから，高齢者においてDHEA-S値と転倒リスクとの間に負の相関を認める可能性が示唆されている。また最近の知見から，運動による性ホルモンの増加とそれにともなう筋力増加の可能性も示唆されている。今後，加齢にともなう性ホルモンの動態，筋肉量を含めた体組成への影響とともに，サルコペニアに対する運動，栄養，薬物をはじめとする複合的かつ効果的な治療介入方法についても，さらに解明が進むものと期待される。

▶ Q.15 治療法にはどのようなものがありますか？

文 献

1) Houston DK et al: Dietary protein intake is associated with lean mass change in older, community-dwelling adults: the Health, Aging, and Body Composition (Health ABC) Study. Am J Clin Nutr 87: 150-155, 2008
2) Kim HK et al: Effects of exercise and amino acid supplementation on body composition and physical function in community-dwelling elderly Japanese sarcopenic women: a randomized controlled trial. J Am Geriatr Soc 60: 16-23, 2012
3) Cruz-Jentoft AJ et al: Prevalence of and interventions for sarcopenia in ageing adults: a systematic review. Report of the International Sarcopenia Initiative (EWGSOP and IWGS). Age Ageing 42: 748-759, 2014
4) Visser M et al: Low vitamin D and high parathyroid hormone levels as determinants of loss of muscle strength and muscle mass (sarcopenia): the Longitudinal Aging Study Amsterdam. J Clin Endocrinol Metab 88: 5766-5772, 2003
5) Synder PJ et al: Effect of testosterone treatment on body composition and muscle strength in men over 65 years of age. J Clin Endocrinol Metab 84: 2647-2653, 1999

Q16 栄養管理ではどのようなことに注意すればよいでしょうか?
（栄養管理では，どのようなことがありますか?）

A
関根 里恵

- 高齢者の栄養管理は，医療者だけでなく家族や介護者も知識を共有しサポートすることが重要である
- 栄養アセスメントでは，栄養障害の原因を正確に特定することがポイントとなるが，高齢者の栄養障害は，生活環境そのものが要因であることが多い
- 高齢者の栄養管理では，まず低栄養を早期に発見し介入することが大切である。そのためにも，社会全体で取り組む栄養ケアシステムの構築がこれからの課題である

高齢者の栄養管理

　加齢による身体機能の低下は，栄養障害の要因になりうる。とくに食欲低下，咀嚼や嚥下機能の低下といった摂食動作の障害により摂取栄養量が低下しやすい。さらに，高齢者においては栄養状態を維持する予備能力が低いため，容易に低栄養に陥りやすい。栄養介入のタイミングを見逃さないためにも，医療者だけでなく家族や介護者も栄養管理の知識を習得しサポートできる体制を整えることが必要である。

　栄養管理のプロセスは，高齢者に限らず栄養スクリーニング，栄養アセスメント，栄養管理計画の作成，実施，モニタリング，栄養管理計画の評価，効果の評価，栄養管理計画の再作成・栄養管理の継続の検討[1]を繰り返すことであり，標準化された経過をたどることで各ステップの適切な実施時期を理解することができる。

▶ Q.16 栄養管理ではどのようなことに注意すればよいでしょうか？
（栄養管理では，どのようなことがありますか？）

　栄養スクリーニングは，栄養管理の第一ステップであり，実施者間でばらつきがなく栄養障害の可能性を的確に予測する必要がある。高齢者（65歳以上）を対象としたものでは，MNA-SF（Mini Nutritional Assessment®-Short Form）はわが国においても幅広く使用されているツールである。これは，スコアの点数で栄養障害の程度を判定するもので，特別な技術を要さず簡便に活用できる（Q20参照）。介護予防事業として，厚生労働省で定められた質問項目のうち2つの栄養評価が含まれる「基本チェックリスト」を利用するのもよい。栄養アセスメントでは，栄養障害の原因を正確に特定することがポイントとなるが，アセスメント技術は高度な知識や訓練を要する。高齢者の栄養障害は，生活環境そのものが要因であることが多い。栄養管理計画の立案では，食環境を考慮し実現性のある栄養量を検討する。食環境は，経済的・心理的要因のほか，食事の準備状況，食物の入手しやすさ，食事への意欲など，多面的に評価する。また，慢性疾患や悪性腫瘍などの併存疾患や，認知症やうつなどの精神疾患による栄養状態への影響も考慮する。併存疾患により薬剤が多用されている場合があり，副作用や食事摂取量の影響などの確認も忘れてはならない。

❷ 国民健康づくり対策

　わが国における健康増進への取り組みは，1978年より数次にわたり「国民健康づくり対策」として行われてきた。2014年度から開始された第4次国民健康づくりは，10年後を見据えた健康日本21（第2次）であり，5つの基本的な方策が提案され具体的な達成目標が設定された。ここでは，健康寿命の延伸と健康格差の縮小を最も上位の目標とし，生活習慣病の発症予防・重症化予防とともに健康の保持・増進として栄養・食生活や運動に関して示されている。

　栄養・食生活は，生活習慣病予防のほか，社会生活機能の維持および生活の質の向上の観点から重要とされ，高齢者の割合が今後最も高くなる現在の青壮年期の世代においては，生活習慣の改善に向けた働きかけが必要とされている。現状の課題では，「低栄養傾向にある高齢者」の割合の増加を抑制すること（2014年16.7%：2023年度22%目標）に重点が

置かれている。ここでいう「低栄養傾向」とは，要介護や総死亡リスクが高まるBMI≦20のものを対象としている。低栄養対策では，高齢者に不足しがちなたんぱく質や脂質を充足することを目標に，食行動をサポートし高齢者が習慣的に多様な食品摂取を心がけ，同時に体をよく動かし筋肉や骨を強くすることを推奨している[2]。

❸ 地域包括ケアシステムと栄養ケアシステム

　わが国では，2025年以降団塊の世代（約800万人）が後期高齢者となり，超高齢社会が一層進むことで医療や介護の崩壊が懸念されている。2012年より厚生労働省は，2025年を目処に高齢者の尊厳の保持と自立生活の支援の目的のもとで，可能な限り住み慣れた地域で，自分らしい暮らしを人生の最期まで続けることができるよう，住まい・医療・介護・予防・生活支援が一体的に提供される地域包括ケアシステムの構築を推進している。5つの構成要素のひとつである「生活支援」では，食事の準備や移動販売，コミュニティーレストランの運営などサービス化できる支援から，近隣住民の声かけや見守りなど多様な生活支援の取り組みが実施されている。

　2017年には，医療や介護関連施設と住まいを切れ目なくつなぐための食事を介した栄養管理および低栄養予防を目的に『地域高齢者等の健康支援を推進する配食事業の栄養管理に関するガイドライン』が発表された。ここでいう「配食事業」とは，地域高齢者に対して栄養素等調整された食事を継続的に宅配する事業であり，外食や小売店で販売される弁当等とは区別されている。また，摂食嚥下機能が低下した高齢者への配食では，日本摂食嚥下リハビリテーション学会の「嚥下調整食分類2013」のコード2から4までの取扱いを推奨している。配食注文時には利用者の身体状況や栄養状態等をアセスメントし（**図1**），適切な食事内容の支援とともに継続的なフォローアップすることが重視されている。また，適切な食種選択の支援では，管理栄養士または栄養士が担当することが推奨されている。

▶ Q.16 栄養管理ではどのようなことに注意すればよいでしょうか？
（栄養管理では，どのようなことがありますか？）

配食注文時のアセスメント及び継続時のフォローアップにおける確認項目例

【必須項目】

分類	確認項目	具体的確認事項	注文時	継続時初回（注文食数週間以内）	継続時 年に1~2回程度※
基本情報	居住形態	□単身 □高齢者夫婦世帯 □高齢者世帯 □その他（　）	○		
	要介護（要支援）認定	□なし □申請中 □あり（申請したが非該当、要支援・要介護（　））	○		
	日常生活動作（ADL）、手段的日常生活動作（IADL）	□自力 □部分介助が必要 □全介助が必要 □その他（　） （内容：） （参考）食事、車椅子・ベッド間の移乗、整容動作、トイレ動作、入浴、水平面の歩行・車椅子の移動、階段昇降、更衣動作、排便コントロール、排尿コントロール □自力 □部分介助が必要 □全介助が必要 □その他（　） （内容：） （参考）電話、買物、食事の準備、家事、洗濯、移送の形式、自分の服薬管理、財産取扱い能力	○		
身体状況・健康状況	身長、体重（過去6か月の体重変化を含む。）、BMI	身長（　cm）、体重（　kg） BMI（　）→ BMI20以下（該当、非該当） 6か月間で2~3kg以上の体重減少があった：□なし □あり	○		過去6か月の体重変化のみでも可
	主な既往疾患、食事療法の要否・内容・程度、服薬状況	主な既往疾患：□なし □あり（　年前） 通院（歯科医院も含む）：□なし □あり （内容：　） 医師・管理栄養士等による食事療法の指示：□なし □あり （具体的内容：　） 食物アレルギー：□なし □あり （食品名：　） 服薬：□なし □あり （内容及び頻度：　）	○		△
	摂食嚥下機能（咀嚼、歯・義歯等の状態を含む。）	半年前に比べて固いものが食べにくくなった：□はい □いいえ 口の渇きが気になる：□はい □いいえ お茶や汁物等でむせることがある：□はい □いいえ	○	食形態の適合性のみ	
食に関する状況	食欲の程度、食事回数、量（継続時は配食の摂取量も確認）	食欲：□全くない □ない □ふつうだ □ある □とてもある 食事回数：（　回/日）、外食頻度（　回/週）、中食（総菜・丼当等）頻度（　回/週） 量（継続時は配食の摂取量も）： □ほとんど食べられない □3分の1は食べる □半分は食べる □8割程度は食べる □完食する	○		
	食品摂取の多様性	主食・主菜・副菜を組み合わせた食事の回数：（　回/日）	○		
	買物・調理の状況	買物や食事の準備上の支障：□支障なし □支障はないが困難 □支障あり 困難又は支障がある場合の内容（　） 調理関連で可能な行為： □火気管理 □電子レンジの使用 □食材や食器等の洗浄	○		△

※ 自事業者の配食をおおむね週当たり2食以上かつ6か月以上継続して利用している者について実施
○：全ての利用者について実施、△：利用者によっては2回に1回程度でも可
注：利用者の身体状況等に応じてフォローアップの項目、頻度を設定する

2018年1月作成

図1 厚生労働省 地域高齢者等の健康支援を推進する配食事業の栄養管理に関するガイドライン

治療と予防

サルコペニアにみられる栄養不良と評価

　高齢者の健康障害で問題となるフレイルは，栄養障害と連鎖し，サルコペニアによる筋力低下とともに生活活動の低下を誘発するといわれている（フレイル・サイクル）。フレイルは，筋力の低下，歩行速度の低下，身体活動量の低下，疲労，意図しない体重減少などの特徴のうち3つ以上該当する場合と定義されている。これらの特徴で栄養評価指標に活用されている意図しない体重減少は，一般的には，（健常時体重－現在の体重）/健常時体重×100で算出する。6カ月以内で5～10%の体重減少は中等度の栄養障害となり，免疫能の低下や筋力・呼吸能の低下，温度調節機能障害などが観察される。高齢者では健常時体重を把握していない場合があり，定期的な体重計測の促しが必要である。

　サルコペニアは，加齢が最も重要な要因であるが，活動不足，疾患（代謝疾患，消耗性疾患など），栄養不良が危険因子である[3]。サルコペニアの栄養障害リスクは，エネルギー，たんぱく質，分岐鎖アミノ酸，ビタミン類やカロテノイドなどの摂取量が関連しているとの研究報告が複数ある。サルコペニア対策としての食事摂取基準は未だ明確ではないが，サルコペニア診療ガイドラインでは，たんぱく質は，1日に1.0g/標準体重kg以上の摂取を推奨している。しかしながら，たんぱく質推奨量を充足させても高齢者の筋肉量減少を予防できなかったという報告もあり[4]，適正量は個別に評価する必要がある。摂取方法では，筋蛋白合成速度には上限があるため，食事ごとのたんぱく質量にも配慮が必要である。

　地域高齢者を対象としたサルコペニアに関連する要因の検討において，男性では「食品摂取の多様性」，女性では「咀嚼」が関連していたとの報告があり，食事は，摂取栄養量だけでなく多角的に評価することが重要である[5]。先に述べた配食の普及事業においても，食品摂取の多様性を確保することが課題となっており，日々の食事のなかで，主食，主菜，副菜を組み合わせることを指導している。高齢者の口腔機能が栄養に与える影響では，歯の本数の減少が野菜・果物類の摂取を減少させ，抗酸化ビタミンや食物繊維などの栄養素が不足しやすく，たんぱく質の摂取も減少するとの報告がある。さらに，咬合力（かみ合わせ）は残歯以上に

▶ Q.16 栄養管理ではどのようなことに注意すればよいでしょうか？
（栄養管理では，どのようなことがありますか？）

栄養摂取（ビタミン，食物繊維，たんぱく質）や運動機能に関連するといわれている．

　高齢者の栄養管理では，複数の栄養指標により低栄養を早期に発見し介入することが大切である．そのためにも，地域包括ケアシステムが目指す医療と在宅の切れ目ない栄養管理を実現し，社会全体で取り組む栄養ケアシステムの構築が重要である．

文 献
1) 高齢者．静脈経腸栄養ガイドライン第3版，日本静脈経腸栄養学会編，2013, p386
2) 厚生科学審議会地域保険健康増進栄養部会/次期国民健康づくり運動プラン策定専門委員会，2012.7
3) サルコペニア診療ガイドライン作成委員会編：サルコペニア診療ガイドライン2017年版．ライフサイエンス出版，東京，2017, p14
4) Campbell WW et al: The recommended dietary allowance for protein may not be adequate for older people to maintain skeletal muscle. J Gerontol A Biol Sci Med Sci 56(6): M373-380, 2001
5) 谷本芳美ほか：地域高齢者におけるサルコペニアに関連する要因の検討．日本公衆衛生雑誌60(11): 683-690, 2013

Q17 高齢者の調理の工夫は?

冨樫 仁美

A
- 加齢による機能低下を念頭に置き,個人の身体機能に合った工夫をする
- 嚥下調整食学会分類2013の利用で共通の形態の調理が可能である
- たんぱく質が不足しないように毎食献立に組み込む

1 高齢者の調理における工夫の必要性

　食事を摂ることは高齢者にとって単に栄養摂取の手段であるだけではなく,生活のなかで大きな楽しみの一つである。しかし,高齢者は食事の際に必要な食感覚,味覚,嗅覚,消化などの機能が低下するため食欲に影響する。また,咀嚼・嚥下困難,消化機能の低下など身体的機能の変化により誤嚥や便秘といった問題が起きる。そこで,高齢者の調理ではそれぞれの機能に応じた工夫が必要となってくる（図1）。

2 食欲低下

　食欲低下の原因はさまざまであるが,視力の低下もその一つである。食事は見て「おいしそう」と感じることも重要であるが,視力低下は視覚に影響し,また摂食動作を困難にする。何の料理かがわからず手をつけなかったり,料理が残っていてもわからず,残食につながる。料理の彩りを考え,白いごはんは黒い器に盛るなど,器と料理の境がわかるようにすることで,料理の種類や残りが判別しやすくなる。
　また,香りは食欲に大きな影響を与えるが,高齢者では嗅覚の低下がみられる。香りや臭いを感じないと食欲がわかず,味の感じ方にも強く

▶ Q.17 高齢者の調理の工夫は？

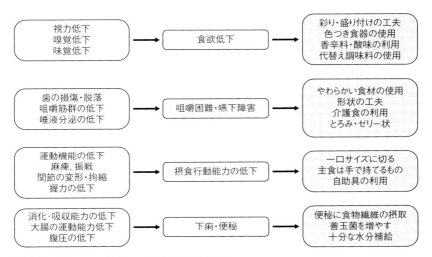

図1 加齢による食事への影響と調理の工夫

影響する。カレーなどの香辛料を使用したり，焼き魚は香ばしく仕上げる，などの工夫をするとよい。醤油の焦げたにおいも刺激となる。嗅覚低下の問題として，食物の腐敗に気づかずに食べてしまい，下痢を起こす恐れもあるため，調理の際は衛生管理が重要である。

さらに高齢者では，甘味，酸味，塩味，苦味すべての味覚が低下するが，とくに塩味の低下が著しい。味覚の低下により，塩分の強いものや過剰に甘いものを好むようになる。しかし，高齢者の多くは糖尿病による糖質制限や高血圧による食塩制限など調味料の摂取を控えなければならない疾病を抱えている。甘味に関しては砂糖の代替えとして，低エネルギーの甘味料を使用する方法がある。塩味に対しては塩分カットの塩が市販されているが，ナトリウムの代替えとしてカリウムを使用しているため，腎機能の悪い場合は注意が必要である。塩味を抑えるためには辛味や酸味といった刺激やだしなどの旨味をしっかり効かせるように調理する。

③ 咀嚼困難・嚥下困難

加齢とともに歯の損耗，脱落，咀嚼筋群の低下があり，咀嚼能力は極

端に低下する。また，口腔粘膜のなめらかさが失われたり咽頭の収縮が悪くなることで誤嚥を起こしやすくなる。咀嚼や嚥下のレベルに合わせた食事は日本摂食・嚥下リハビリテーション学会の嚥下調整食学会分類2013（**表1**）を使用することで，施設や在宅など場所が変わっても共通の形態の調理が可能である[3]。

①重度の症例：嚥下訓練食品0j・0t

　たんぱく質含有量の少ないフルーツのゼリー（0j）や中間から濃いとろみのトロミ水（0t）で評価や訓練を行う。

②若干の食塊保持と送り込み能力がある場合：嚥下調整食1j

　ゼリー・プリン・ムース状にし，主食は重湯ゼリーやミキサー粥のゼリーをつくる。

③咀嚼はできないが食塊形成・保持能力がある場合：嚥下調整食2

　食材をミキサーにかけなめらかにし，凝集性が低い場合はとろみ剤で調整する。対象者に合わせてまったく粒がない均質なもの（2-1）とやわらかい粒が含まれるもの（2-2）につくりわける。

④舌と口蓋間で押しつぶしが可能で食塊形成が可能な場合：嚥下調整食3

　やわらかく仕上げた卵料理，あんかけした大根や南瓜のやわらかい煮物など形を残して調理する。つなぎに豆腐を入れてやわらかくしたハンバーグの煮込みなどもよい。また，酵素均浸法や凍結含浸法といった，酵素を利用することにより，形はそのままで，栄養素の漏出，風味や色の抜けがなく，食材本来の栄養素，風味，色調が自然のまま保つことができている介護食も市販されている。

⑤歯槽堤間で押しつぶすあるいはすりつぶすことができ，嚥下機能も軽度低下の場合：嚥下調整食4

　かたすぎず，ばらけにくく，粘りつきが少ないように調理する。シチューや煮豆を圧力なべでやわらかく調理したり，ポテトサラダのようにつぶしてマヨネーズで和えるとなめらかで嚥下しやすくなる。

❹ 摂食行動能力の低下

　高齢者では上肢の麻痺や筋硬縮，その他の病的な変化のほか，加齢にともなう筋力低下や反射運動の低下，握力の低下などによって摂食動作

▶ Q.17 高齢者の調理の工夫は？

表1 学会分類2013（食事）早見表

コード[1-8項]	名称	形態	目的・特色	主食の例	必要な咀嚼能力[1-10項]	他の分類との対応[1-7項]
0j	嚥下訓練食品0j	均質で、付着性・凝集性・かたさに配慮したゼリー離水が少なく、スライス状にすくうことが可能なもの	重度の症例に対する評価・訓練用少量をすくってそのまま丸呑み可能残留した場合にも吸引が容易たんぱく質含有量が少ない		（若干の送り込み能力）	嚥下食ピラミッドL0えん下困難者用食品許可基準I
0t	嚥下訓練食品0t	均質で、付着性・凝集性・かたさに配慮したとろみ水（原則的には、中間のとろみあるいは濃いとろみのどちらかが適している）	重度の症例に対する評価・訓練用少量ずつ飲むことを想定ゼリー丸呑みで誤嚥したりゼリーが口中で溶けてしまう場合たんぱく質含有量が少ない		（若干の送り込み能力）	嚥下食ピラミッドL3の一部（とろみ水）
1j	嚥下調整食1j	均質で、付着性、凝集性、かたさ、離水に配慮したゼリー・プリン・ムース状のもの	口腔外で既に適切な食塊状となっている（少量をすくってそのまま丸呑み可能）送り込む際に多少意識して口蓋に舌を押しつける必要がある0jに比し表面のざらつきあり	おもゆゼリー、ミキサー粥のゼリーなど	（若干の食塊保持と送り込み能力）	嚥下食ピラミッドL1・L2えん下困難者用食品許可基準II UDF区分4（ゼリー状）（UDF：ユニバーサルデザインフード）
2-1	嚥下調整食2-1	ピューレ・ペースト・ミキサー食など、均質でなめらかで、べたつかず、まとまりやすいものスプーンですくって食べることが可能なもの	口腔内の簡単な操作で食塊状となるもの（咽頭では残留、誤嚥をしにくいように配慮したもの）	粒がなく、付着性の低いペースト状のおもゆや粥	（下顎と舌の運動による食塊形成能力および食塊保持能力）	嚥下食ピラミッドL3えん下困難者用食品許可基準II・III UDF区分4
2-2	嚥下調整食2-2	ピューレ・ペースト・ミキサー食などで、べたつかず、まとまりやすいもので不均質なものも含むスプーンですくって食べることが可能なもの		やや不均質（粒があるが柔らかく、離水も少なく付着性も低い粥類	（下顎と舌の運動による食塊形成能力および食塊保持能力）	嚥下食ピラミッドL3えん下困難者用食品許可基準II・III UDF区分4
3	嚥下調整食3	形はあるが、押しつぶしが容易、食塊形成や移送が容易、咽頭でばらけず嚥下しやすいように配慮されたもの多量の離水がない	舌と口蓋間で押しつぶしが可能なもの押しつぶしや送り込みの口腔操作を要し（あるいはそれらの機能を賦活し）、かつ誤嚥のリスク軽減に配慮がなされているもの	離水に配慮した粥など	舌と口蓋間の押しつぶし能力以上	嚥下食ピラミッドL4高齢者ソフト食UDF区分3
4	嚥下調整食4	かたさ・ばらけやすさ・貼りつきやすさなどのないもの箸やスプーンで切れるやわらかさ	誤嚥と窒息のリスクを配慮して素材と調理方法を選んだもの歯がなくても対応可能だが、上下の歯槽堤間で押しつぶすあるいはすりつぶすことが必要で舌と口蓋間で押しつぶすことは困難	軟飯・全粥 など	上下の歯槽堤間の押しつぶし能力以上	嚥下食ピラミッドL4高齢者ソフト食UDF区分2およびUDF区分1の一部

『日摂食嚥下リハ会誌17(3)：255-267, 2013』または日本摂食嚥下リハ学会HPホームページ：http://www.jsdr.or.jp/doc/doc_manual1.html『嚥下調整食学会分類2013』を必ず参照ください。

＊上記0tの「中間のとろみ・濃いとろみ」については，学会分類2013（とろみ）を参照。

治療と予防

が困難になる。スプーンやフォークで食べられるように一口大に切ったり，主食をおにぎりなど片手で持てるようにするとよい。陶器は重いため，軽くて持ちやすい食器に盛り付けたり，筋力低下や手の指の変形がある人用につくられた自助具を利用することも有効である。

❺ 下痢・便秘

　加齢とともに胃は萎縮性変化を起こし，筋緊張が低下し，消化液の分泌が低下する。また，腸管の蠕動運動の低下や腹筋の緊張低下は便秘を起こしやすくなる。咀嚼に問題がなければ，ゴボウやレンコン，コンニャク，豆類，キノコ類など食物繊維を多く含む食品を調理に取り入れ，善玉菌を増やすビフィズス菌飲料，乳酸菌飲料を食事と一緒に提供したり，オリゴ糖を料理に加えて調理するなどの工夫をする。快便のためには，食事量を確保するとともに水分をしっかり摂取することが重要である。

　下痢の際には冷たいもの，繊維や脂肪の多い料理は避け，消化の良いものにする。

❻ サルコペニア予防に必要な栄養素

　高齢者は，同一食品の利用が多く，内容も簡便なものになりがちである。また欠食も多く，必要な栄養が十分に摂れないため，低栄養に陥りやすくなる。サルコペニア予防のためにはたんぱく質の摂取が重要であるが，摂取の仕方も関与しており，単に量をとるだけでなく，朝昼夕の3食で均一に摂取したほうが，筋蛋白の合成が高まることが示されている[4]。朝食・昼食は簡単にすませがちだが，焼き魚や納豆を加えたり，麺類では卵や練製品を加えるなど，毎食たんぱく質を取り入れた組み合わせを心がける必要がある。肉は咀嚼の問題から敬遠する高齢者もいるが，ひき肉や薄切り肉を使うことでやわらかい食感に仕上げることができる。食事量が少ない場合にはたんぱく質の入ったゼリーをデザートとしたり，たんぱく質を補えるパウダーやふりかけ類などが市販されているため，汁物などの料理に混ぜたり，お粥にふりかけをかけて補う方法もある。また，筋肉の同化にはビタミンDも関与しており，高齢者では皮膚におけるビタミンDの産生能力が低下するうえ，野外での活動量減少により日光照

▶ Q.17 高齢者の調理の工夫は？

射を受ける機会が減少しがちのため，食事からの十分な摂取が望ましい。ビタミンDは魚類や干したキノコ類に多く含まれ，サケの塩焼やウナギのひつまぶし，サンマを骨ごと圧力鍋で柔らかく煮るなどして1日1回は魚料理を取り入れたい。

文 献

1) 和田涼子ほか：高齢者の栄養管理ガイドブック，下田妙子編，第1版，東京，文光堂，2010, pp6-32
2) 杉山みち子ほか：高齢者の栄養管理―寝たきり解消の栄養学―，細谷憲政（監），日本医療企画, 2005, pp148-153
3) 日本摂食・嚥下リハビリテーション学会医療検討委員会：日本摂食・嚥下リハビリテーション学会嚥下調整食分類2013. 日摂食嚥下リハ会誌17(3): 255-267, 2013
4) Paddon-Jones et al: Protein and healthy aging. Am J Clin Nutr 101(6): 1339S-1345S, 2015

Q18 運動による治療と予防効果について教えてください

A
大藏 倫博

- 適切な運動の習慣化はサルコペニア症状の緩和や予防効果をもたらす
- 相対的に高強度の筋力トレーニングや有酸素性運動で効果が高まりやすいが,安全への配慮が必要である
- 高齢者にとって習慣（継続）化しやすい運動と,効果がみられやすい運動とは必ずしも一致しないことに留意して指導がなされるべきである
- 運動の効果は年齢や性によって影響を受ける可能性があるが,習慣化することが最も大切な要素である

1 運動はサルコペニア症状の改善や予防に有効か

　サルコペニアに対する運動の有効性を述べる際,その評価の観点からも,サルコペニアの概念・定義・診断基準を明らかにしておくことが重要である。しかし,これらについては他項で詳しく述べられているので,詳細は各項を参照されたい。ここでは簡潔に述べるにとどめるが,サルコペニアの判定にはまず歩行能力（歩行スピード）を測定し,サルコペニアの疑いがあれば,筋力（握力）や筋量も測定して総合的に判断する。したがって,サルコペニアの治療や予防には,歩行能力と筋力や筋量の維持もしくは向上が必要ということになる。2011年に発表された米国スポーツ医学会（ACSM）の公式見解[1]によると,男女すべての年齢において継続的な身体活動や運動の実践は,身体と精神の両面から健康上の利点が多いと述べられている。とくに,歩行運動などの有酸素性運動や筋力トレーニング,神経筋運動トレーニング（固有感覚運動）を適切な強度と頻度で実践することを推奨している。また,高齢者の筋力トレーニングの利

点として，骨量や筋量を維持および増加させ，さらに転倒と死亡のリスクを減少させることが挙げられる．以上より，適切な運動を長期間継続する，もしくは，運動を適切に習慣化すれば，サルコペニア症状の緩和や予防は十分に期待できるといえる．

② 効果がみられやすい運動とは

サルコペニア症状の緩和と予防に効果をもたらす代表的な運動は，筋力トレーニングと有酸素性運動である．筋力トレーニングには，自分自身の体重を負荷として行うスクワット，トランクカール（腹筋運動），プッシュアップ（腕立て伏せ）などがある．また，椅子を用いる場合（図1）には，①椅子からの立ち上がり，②背もたれを使ったハムストリングや大殿筋の運動なども良いであろう．そのほかにも，ゴムバンド（チューブ）やダンベル（玄米ダンベル）などを使用する運動がある．詳細は拙著[2]を参照されたい．呼吸循環系や膝などの関節に重篤な疾病や障害がなく，体力的に余裕のある者なら階段上りも有効なトレーニングとなる．

効果を高めるには，ある程度の強度が必要となるが，絶対的な強度ではなく，むしろ相対的な強度が重要となる．たとえば重りの重さで10kgや20kgなどと物理的な負荷量で示されるのが絶対的強度である．絶対的

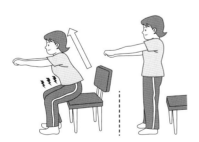
①椅子からの立ち上がり運動

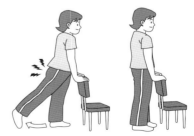
②背もたれをつかったハムストリングや大殿筋の運動

図1 椅子を使用した運動例
①椅子からの立ち上がり運動
②背もたれをつかったハムストリングや大殿筋の運動

強度に基づくと，若者にとっては低強度（低負荷）であっても，高齢者にはかなりの高強度（高負荷）にあたる場合もある．大切なのは，その人の最大能力に対して何％の力を発揮しているかである．これを相対的強度という．筋力トレーニングなら最大筋力の60％（中等度）〜80％（やや強め）が良いであろう．これは，休憩を挟まずに10〜15回くらい繰り返して行える重さに相当する．有酸素性運動の場合は，ACSMの運動処方の指針によると，60％ $\dot{V}O_{2max}$（全身持久力の指標である最大酸素摂取量の60％）前後が望ましいとされている．これは，中等度と高強度の境界あたりに相当する．6〜20の数値で示される15段階RPE（主観的運動強度）表（**表1**）なら13あたりの「ややきつい」と感じる強度である．

相対的に低強度運動であっても効果がまったくみられないわけではない．しかし，限られた時間（頻度，期間）のなかで効率よく効果を高めるには，中等度〜やや高強度の運動が必要となる．専門家が関わる頻度を高めつつ，安全面にも十分配慮した上でこのような強度の運動に取り組むことが，サルコペニア対策には効果的である．

表1 15段階RPE（主観的運動強度）表

20	
19	非常にきつい
18	
17	かなりきつい
16	
15	きつい
14	
13	ややきつい
12	
11	楽である
10	
9	かなり楽である
8	
7	非常に楽である
6	

❸ 高齢者にとって継続しやすい運動とは

　前節では，相対的にやや高めの強度の運動が効果的であると述べた。一方で，運動強度と継続率は反比例の関係にあるとする報告や，高強度運動では心血管リスクが増大するといった報告も看過できない。とくに，運動による効果は，習慣（継続）化により生み出され，維持される点に着目したい。どんなに優れた運動プログラムが処方されたとしても，それが実践・継続されなければ無意味となってしまう。指導者は，高齢者にとって継続しやすい運動と，効果がみられやすい運動は，必ずしも一致するわけではないことに留意しておく必要がある。

　一人でも着実に運動を実践できる人であれば，自身の体重や簡単な器具（ゴムバンドやダンベルなど）を用いる家庭内エクササイズが良いかもしれない。危険性の少ない自宅周辺の道路をウォーキングするのも良いだろう。しかし，多くの高齢者にとって，一人で行う運動・トレーニングは継続しづらいのが現実である。このような場合，集団で行う地域の運動教室やレクリエーションサークルに所属することも一案である。また，サルコペニアの予防効果をもたらすのは，なにも特別な運動やトレーニング（エクササイズ）に限らない。通常の日常生活を送るなかでしっかり体を動かす習慣をつけること（活発な身体活動）でも予防効果は期待できる。買い物や趣味・ボランティア活動などを行い，家のなかに閉じこもらず，一日に一度は外出する。このような心がけを実践するだけでも，身体の不活発化を防ぎ，サルコペニアへの移行を遅らせることができる。

❹ 性や年齢による運動効果の違い

　一般に骨格筋量には明らかな性差が確認される。生体電気インピーダンス法で65〜85歳の日本人高齢者10,092人の全身骨格筋量を定量した研究では，男性高齢者が20.5kgに対して，女性は13.9kgであることが報告されている[3]。筋力トレーニングに対する応答の性差や年齢差に関する研究では，20〜70代の男女359人を対象とし，20〜24週間（週2回）の筋力トレーニングを行ったところ，性や年齢にかかわらず，トレーニング後に膝伸展筋力（21%増）と筋肉のサイズ（4.8%増）が有意に増加した

と報告されている[4]。一方，Da Boitらは，18週間の筋力トレーニングによって男性で膝伸展筋力が41.7%向上したのに対し，女性では15.8%の向上に留まり，性差が認められたと報告している[5]。顕著な性差がみられる生理学的な理由は明らかにされていないが，ミオスタチン（myostatin）発現量に性差が観られることや，筋細胞の増殖・再生を示唆するミオゲニン（myogenin）発現量が男性で有意に高いことなどが，性差を説明する要因として考えられている。

　トレーニングによる筋肥大（筋量の増加）への影響要因は，1本1本の筋線維サイズの増大だけでなく，サイズの増大がみられる筋線維の数も重要といわれている。高齢者においては，運動時に動員される運動単位の数が若年者と比べると減少することから，高齢者の筋肥大にはより多くの制限がともなうことが推測される。高齢者の全身筋量をMRIによって評価したいくつかの研究によると，筋量の増加率は若年者よりも小さかったとの報告があり，年齢による影響を示唆する内容といえる。

　このように，実験室レベルでみれば運動やトレーニングによる筋力や筋量の増大効果は，性や年齢の影響を受けるという可能性を否定できない。しかし，その影響の程度も，運動を実践する／しないの違いからみれば小さなものである。運動によりサルコペニア症状の緩和や予防効果を得るためには，性や年齢の影響よりも適切な運動や活発な身体活動を習慣化することのほうがずっと重要といえる。

文献

1) Garber CE et al: Quantity and Quality of Exercise for Developing and Maintaining Cardiorespiratory, Musculoskeletal, and Neuromotor Fitness in Apparently Healthy Adults: Guidance for Prescribing Exercise. Med Sci Sports Exerc 43(7): 1334-1359, 2011
2) 田中喜代次，大藏倫博編著. 健康運動の支援と実践，第1版，京都，金芳堂，2006年
3) Makizako H et al: Age-dependent changes in physical performance and body composition in community-dwelling Japanese older adults. J Cachexia Sarcopenia Muscle 8(4): 607-614, 2017
4) Ahtiainen JP et al: Heterogeneity in resistance training-induced muscle strength and mass responses in men and women of different ages. Age 38(1): 10, 2016
5) Da Boit M et al: Sex differences in the response to resistance exercise training in older people. Physiol Rep 4(12): e12834, 2016

Q19 リハビリテーションについて教えてください

牧迫 飛雄馬

A

- 筋量減少や筋力低下を良好な状態に回復させることに加えて，リハビリテーションの対象となる疾患を有する高齢者における不活動を主とした二次性サルコペニアの予防が重要である
- 筋量増大の効果を得るためには，一定以上の負荷と期間が必要であり，筋量増大や筋力向上を日常生活の動作として機能的に活用できるようなアプローチも重要となる
- 筋力トレーニングと栄養面を組み合わせた支援が有効である

サルコペニアに対するリハビリテーションの目的

　リハビリテーションの語源は，ラテン語の「re（再び）」＋「habilis（適した）」に「ation（すること）」という接尾語がともなったものとされており，良好な健康や仕事ができるような状態を取り戻す（回復する）こと，資格（役割）・身分・地位・権利・基本的人権などを回復すること，などの意味を有する．

　サルコペニアに対するリハビリテーションを考慮する場合，筋量減少やそれにともなう筋力低下を良好な状態に回復させることが主たる目的となり，筋量そのものの増大や筋力の向上が期待される．リハビリテーションの本来の意味を考慮すると，加齢による筋萎縮を指す一次性サルコペニアによりも，不活動や臓器不全に伴う筋萎縮を指す二次性サルコペニアが対象となることが多いであろう．しかし，近年ではICD-10（国際疾病分類）でサルコペニアがコード化されたこともあり，今後はサルコペニアそのものがリハビリテーションとしての介入の対象になることも予

想される．理学療法の対象疾患として，脳血管障害，骨折，変形性関節症などが上位に挙げられている．これらの疾患を有する者では高齢者も多く，疾患が原因となる身体機能の低下に加えて，サルコペニアの存在や悪化は加速的な日常生活機能低下につながるため，筋萎縮にともなう筋力低下を予防することが極めて重要となる．

高齢者を対象とした多くの先行研究によって，筋量増大や筋力向上に対する筋力トレーニングや栄養面からのアプローチ効果が報告されており，サルコペニアに対しても筋力トレーニングや栄養改善によって改善効果を得ることが期待できる．しかし，サルコペニアそのものを対象とした筋量増大に対する介入効果は，いまのところ十分に検証されているとはいえない．その背景として，近年までは簡便に活用可能なサルコペニアの臨床的な基準が明確には示されておらず，サルコペニアそのものをリハビリテーションの直接的な介入対象とすることが稀であったことが考えられる．サルコペニアの判定基準が整理されつつあり，今後はサルコペニアを対象とした筋量増大や筋力強化を目的とした取り組みがさらに重要になっていくものと推察される．

❷ サルコペニアを有する高齢者に対する筋量増大および筋力向上を目的としたトレーニング

サルコペニアには諸要因が複雑に関わっているが，とくに筋力強化を目的とした抵抗運動による筋力トレーニングや筋蛋白合成の促進を目的とした栄養介入（アミノ酸摂取など）が，筋量増大や筋力向上に効果的であるとされている．

高齢者を対象とした筋力トレーニングの効果については，80〜90歳を超えた超高齢者においても筋量増大や筋力向上が認められており，サルコペニアを有する状態でも筋量の増大や筋力向上は可能であると考えられる．筋量増大の効果を得るためには，一定以上の負荷と期間が必要となる（**表1**）[1]．高齢者の筋量増大や筋力向上を認めた報告では，1RM（one repetition maximum：1回最大挙上重量）の70〜80％程度の高負荷が採用されているが，運動習慣のない高齢者に対しては，1RMの40〜50％程度の負荷量でも機能向上の効果が期待できるとされている[2]．また，同時

表1 筋力トレーニングの推奨プログラム

反復回数	1セット8～12回 連続12回の反復が可能であれば，連続8回が可能な負荷まで増やす
セット数	最低1セット 1～2分間の休息をはさんで，2～3セット行うのが望ましい
速度	2～3秒かけて求心性収縮，2～3秒かけて遠心性収縮を行う 同じセット内に急速な求心性収縮も含む
呼吸	すべての施行中において，通常の呼吸を維持する（呼吸を止めない）
持続時間	1時間未満

（文献1より一部改変）

表2 サルコペニアの予防・改善に対する推奨介入内容

頻度	運動：週に2～3回 栄養：毎日
期間	24週間以上
1回の運動 介入時間	60分程度
内容	運動：レジスタンス運動を中心 栄養：たんぱく質，分岐鎖アミノ酸，β－ヒドロキシ-β－メチル酪酸，ビタミンDなどを摂取

（文献3より一部改変）

にたんぱく質を中心とした栄養介入もサルコペニアに対する効果が期待される（**表2**)[3]。

一方，超高齢者では筋の反応性は低下しており，筋の可塑性には制約があると考えられる。高齢者の筋力トレーニング効果として，筋力の平均増加率は約65％であり，筋横断面積の増加率は約20％程度と報告されている[4]。筋力トレーニングの効果は，筋横断面積の増加に比べて筋力の増加が大きいことから，筋の量的な低下のみならず，質的な機能低下（筋の固有張力の低下など）も高齢者における筋力低下の要因であると考えられている。

サルコペニアに対するリハビリテーションを検討するうえでは，サルコペニアの改善，すなわち「筋量の増大」が標的となるが，発揮される

治療と予防

筋力の向上に対する寄与としては,筋の質的な機能低下の改善も重要であろう。サルコペニアを有する高齢者においては,急激な高負荷運動は筋損傷を招き,不活動や炎症に起因する萎縮の亢進を加速させる可能性もある。そのため,コンディショニング期として筋活動に動員する筋線維の増加を目的に低負荷による反復的な運動から開始したり,比較的低い負荷によって運動速度を遅くした運動を取り入れるなどの工夫も必要である。最終的には,得られた筋量増大や筋力向上を日常生活での機能的な活用が可能となるように,日常動作の応用を視野に入れた介入が望まれる。

❸ リハビリテーション対象患者におけるサルコペニアによる弊害の予防

まず,脳血管障害を例に挙げると,急性期から回復期にかけてのリハビリテーションでは,十分なリスク管理のもとで安静による合併症や不活動による二次性サルコペニアを防ぎ,身体機能の回復や歩行,セルフケア,日常生活活動能力などの自立を図ることが目標となる。一方,維持期では獲得した身体機能や生活機能をできるだけ長期に維持することが主たる目的となる。とりわけ,不活動による二次性サルコペニアを予防するために,筋力の維持・向上は重要な役割を担う。脳血管疾患発症後1年以上経過した60歳以上の対象者に対して,1RMの70％を負荷した筋力トレーニングを週2回,12週間実施したところ,下肢筋力は麻痺側で68％,非麻痺側で48％の上昇が認められている[5]。

また,転倒が多くの発症起点となる大腿骨頸部骨折は,高齢者の移動能力に大きな影響を与える。大腿骨頸部骨折後のリハビリテーションとして下肢の筋力トレーニングは筋力向上に対して有効であり,抑うつなどの精神面にも良好な影響をもたらす。しかし,筋力トレーニングによって一過性の改善は認められても,その効果を持続させるためには継続が不可欠となる。自主的なトレーニングが継続できるよう,意識の変容や行動の習慣化を見据えたアプローチが必要になる。転倒を例に挙げると,筋力トレーニングによる形態の変化（筋量増大）だけでは転倒の抑制は不十分であり,それらの変化を身体機能の改善に反映させることを同時に考慮しなくてはいけない。日常生活における下肢筋活動は,最大随意

収縮の10〜20％程度であるため，通常の日常生活だけでは筋力を維持もしくは向上させる期待は低いといわざるを得ない．リハビリテーションの対象となる疾患を有する高齢者に対するサルコペニア予防のための運動方法としては，やはり筋力トレーニングを中心とした継続が不可欠といえる．同時に栄養面からのサポートも有効であり，運動と栄養支援の組み合わせによる相乗効果が期待され，チームとしてこれらを併用した介入を促進することが重要であろう．

文献

1) Taaffe DR: Sarcopenia--exercise as a treatment strategy. Aust Fam Physician 35(3): 130-134, 2006
2) Garber CE et al: American College of Sports Medicine position stand. Quantity and quality of exercise for developing and maintaining cardiorespiratory, musculoskeletal, and neuromotor fitness in apparently healthy adults: guidance for prescribing exercise. Med Sci Sports Exerc 43(7): 1334-1359, 2011
3) 山田実：第6章予防理学療法　1サルコペニアと介護予防．PT・OTビジュアルテキスト地域理学療法学，重森健太（編），第1版，東京，羊土社，2015, pp226-240
4) Hunter GR et al: Effects of resistance training on older adults. Sports Med 34(5): 329-348, 2004
5) Weiss A et al: High intensity strength training improves strength and functional performance after stroke. Am J Phys Med Rehabil 79(4): 369-376, 2000

Q20 高齢者の栄養評価法は?

長谷川 陽子

- 栄養評価は,栄養スクリーニングと栄養アセスメントの2ステップで行う
- Mini Nutritional Assessment-Short Form (MNA-SF®) は,高齢者における栄養スクリーニングの有用なツールである
- 低栄養はその原因別に,飢餓,慢性疾患,急性疾患に関する低栄養の3つに大別され,栄養アセスメントでは栄養摂取量,体重,体脂肪量,筋肉量,握力の評価を行う

1 栄養評価

　低栄養は,身体機能や生理機能低下のリスクをともなう除脂肪体重の減少がみられる状態と定義することができる[1]。加齢とともに除脂肪体重,とくに筋肉量が減少し,90歳までには特別な予防策を実施しない限り50%減少する。
　栄養評価は,栄養スクリーニングと栄養アセスメントの2ステップで行う。栄養スクリーニングの目的は,低栄養の可能性がある患者の拾い上げである。一方,栄養アセスメントは,問診やより詳細な検査項目に基づき最終的に栄養状態を評価し,適切な栄養ケア方法を決定することを目的としたステップである。

2 栄養スクリーニング

　在宅から入院患者まで高齢者で広く有用性が認められているスクリーニングツールにMini Nutritional Assessment-Short Form (MNA-SF®) がある。65歳以上を対象に作成されたものであり,高齢者に対する栄養スクリーニングとして汎用されている。血液検査を必要とせず,医師,看護師,

管理栄養士のだれでも数分以内に実施することができる簡単な内容で構成されており，利便性が高く，フォーマットはインターネットでダウンロード可能である。過去3カ月間の食事量減少，体重減少，自立歩行，精神的ストレスおよび急性疾患，神経・精神的問題，BMI（BMIが測定困難な場合は下腿周囲長で代用）の6項目から構成される。体重が測定できない場合も評価が可能であるため，在宅や身体機能の低下した高齢者でも使いやすい。しかし，MNAは元々ヨーロッパでつくられたものであり，下腿周囲長のカットオフ値など，日本人にとって最適とはいえないため注意が必要である。

　厚生労働省による基本チェックリストを用いてもよい。基本チェックリストは，介護予防を目的として作成された25項目からなる質問票であり，そのうち2項目が低栄養のスクリーニングを目的したものである。具体的には，過去6カ月間の体重減少とBMIを問うものであり，残る23項目は，身体・口腔機能，認知機能，閉じこもりやうつ状態などを問うものである。フレイルや寝たきりのリスク判定と同時に低栄養スクリーニングも実施できる点が利点である。

3 栄養アセスメント

　低栄養の判定は，血清アルブミン値やBMIなどの単一項目のみで行うことはできない。従来栄養評価で汎用されていた血性アルブミン値について，身体機能が低下した高齢者の多くは，栄養状態が良くても3.5mg/dLに満たない例が多く，肝機能や炎症反応などの影響も受ける。さらに，血清アルブミン値より半減期の短い血清プレアルブミン値が用いられることもあるが，血清プレアルブミンは腎機能低下があると偽性高値を示す。

　世界中で最も広く用いられている栄養アセスメント法に主観的栄養評価法（subjective global assessment: SGA）がある。SGAは，患者の主観的観点からの情報を聴取して栄養状態を評価する方法であり，さまざまな疾患を有した患者においても応用可能であることが最大の利点である。しかし，簡便であるが熟練しなければ判断の難しい点が問題点として挙げられる。

　2012年に米国栄養士会・米国静脈経腸栄養学会は，低栄養をその原因

によって①飢餓（エネルギー・たんぱく質摂取不足），②慢性疾患（悪液質など），③急性疾患（外傷・熱傷，手術侵襲など）に関する3つの低栄養に大別し，各低栄養の診断基準としての栄養評価法を提唱した（**表1**）[1]。エネルギー摂取不足，筋肉量・体脂肪量の減少，浮腫，身体機能の低下を評価し，これら6項目のうち2項目以上あてはまると低栄養と判定する。

さらに近年，欧州臨床栄養代謝学会からも低栄養の診断基準が提唱されている（**図1**）[2]。これらの診断基準は優劣をつけられるものではなく，日本人にそのまま応用可能かもさらなる検討が必要であるが，低栄養の診断基準が明確化されたことは臨床栄養において意義深いことである。

1）栄養摂取量の評価

低栄養は栄養摂取不足に起因する場合が多く，栄養摂取量の評価は必須である。栄養摂取量を目標量と比較し，その充足率で評価する。摂取量を把握する方法には，食品摂取頻度調査や24時間思い出し法などさま

表1 低栄養の診断（米国栄養士会・米国静脈経腸栄養学会）

	飢餓による低栄養		慢性疾患による低栄養		急性疾患による低栄養	
	中等度	高度	中等度	高度	中等度	高度
①エネルギー摂取 （目標栄養量の充足率）	充足率<75%の状態が3カ月以上続いた場合	充足率<50%の状態が1カ月以上続いた場合	充足率<75%の状態が1カ月以上続いた場合		充足率<75%の状態が7日間以上続いた場合	充足率≦50%の状態が5日間以上続いた場合
②体重減少	5%/1カ月 7.5%/3カ月 10%/半年 20%/1年	>5%/1カ月 >7.5%/3カ月 >10%/半年 >20%/1年	5%/1カ月 7.5%/3カ月 10%/半年 20%/1年	>5%/1カ月 >7.5%/3カ月 >10%/半年 >20%/1年	1～2%/1週間 5%/1カ月 7.5%/3カ月	>2%/1週間 >5%/1カ月 >7.5%/3カ月
③体脂肪の減少 （二の腕，胸部など）	軽度	重度	軽度	重度	軽度	中等度
④筋肉量 （側頭筋，大腿四頭筋，ふくらはぎなど）	軽度	重度	軽度	重度	軽度	中等度
⑤握力		減少		減少		減少
備考	筋肉量の評価箇所（側頭筋，大腿四頭筋，下腿周囲長）					

▶ Q.20 高齢者の栄養評価法は？

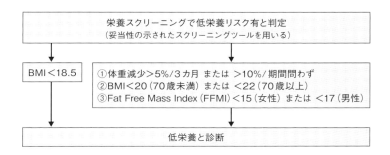

図1 低栄養の診断（欧州病態栄養代謝学会）

ざまな方法があるが，認知症の症状によっては，家族や介護者を介した聞き取りが必要である。高齢者は，食欲低下や咀嚼能力の低下などから，肉類や野菜類の摂取が少なく，ビタミン・たんぱく質やミネラル類の摂取が低下する傾向がある。また，調理能力の低下や嗜好の問題から，果物や菓子類を食事替わりとして摂取している場合も多く注意深く聞き取る必要がある。

2）体重の評価

通常の体重計，ベッド型，ストレッチャー型，車椅子型体重計など，個々の高齢者にとって最も安全で簡便な測定法を選択する。また，浮腫や便秘があると正確な体重の評価ができないため，必ず浮腫や腹水の有無，排便状況を確認する必要がある。

体重は，測定時点の体重を評価する指標（例：BMI，％理想体重）と一定期間の変動を評価する指標（例：体重減少率，％平常時体重）として評価する。BMIは寝たきりや死亡リスクに関与しているため，重要な指標のひとつである。実際に，高齢者ではBMI 21以上または27未満で最も生命予後が良く，BMI 21未満または27以上で生命予後が悪いとの報告がある[3]。また，進行する体重減少（1カ月で5％以上，6カ月で10％以上）を認める場合には，栄養療法の適応となる[4]。とくに高齢者は，一度減少した体重（特に除脂肪体重）を回復させるのが困難であるため，体重減少傾向をいち早く見つけることが肝要である。

3）体脂肪・筋肉量の評価

前述のSGAでは，体脂肪・筋肉量を視診・触診などから主観的に評価する。客観的評価法では，体脂肪の評価としてキャリパーを用いた上腕皮下脂肪厚や腸骨上部皮下脂肪厚の測定，筋肉量の評価としてメジャーを用いた上腕筋囲長や下腿周囲長の測定が臨床上広く用いられている。とくに，下腿周囲長（ふくらはぎの最も太い位置で測定）は高齢者の筋肉量と良好な相関を示す。より精度よく測定するためには，生体インピーダンス法を用いた高精度体成分分析装置（例：インボディ社 Inbody®720, TANITA社 MC-980A）を用いた筋肉量および体脂肪量の測定も有用である。また近年では，超音波検査法を用いた筋肉量の評価法の開発も進んでいる[5]。

4）握　力

筋力や身体機能の低下を評価するためには，握力測定が臨床的には簡便である。筋力は骨格筋量よりも早く低栄養に反応して低下するため，低栄養のアセスメントにおいて握力測定は重要である。握力は，握力計を用いて左右交互に2回ずつ測定し，測定値はキログラム未満を切り捨て，左右それぞれの良い方の値を平均する。

文献

1) White JV et al: Consensus statement: Academy of Nutrition and Dietetics and American Society for Parenteral and Enteral Nutrition: Characteristics recommended for the identification and documentation of afult malnutrition. JPEN J Parenter Enteral Nutr 36(3): 275-283, 2012
2) Cederholm T et al: Diagnostic criteria for malnutrition - An ESPEN Consensus Statement. Clin Nutr 34(3): 335-340, 2015
3) Sasazuki S et al: Body mass index and mortality from all causes and major causes in Japanese: results of a pooled analysis of 7 large-scale cohort studies. J Epidemiol 21(6): 417-430, 2011
4) 静脈経腸栄養ガイドライン　第3版．日本静脈経腸栄養学会編，東京，照林社，2013, pp385-419
5) Mourtzakis M et al: Bedside ultrasound measurement of skeletal muscle. Curr Opin Clin Nutr Metab Care 17(5): 389-395, 2014

Q21 高齢者に必要な栄養素は?

澤田 実佳

- 高齢者は加齢,食事摂取不足,慢性疾患の合併などにより栄養障害を生じやすい
- 高齢者に特有な疾患の予防や治療に関連する栄養素は,いくつか報告されている(表1)
- 高齢者は複数の疾患を合併していることが多く,標準的な栄養管理を実施して総合的に過不足ない状態を目指し,次のステップとして重点的補充を検討する

1 低栄養

　高齢者における低栄養は,要介護状態への移行を進め,併存疾患の進行や死亡を引き起こす重要な問題である。平成28年国民健康・栄養調査(以下,国民健康・栄養調査)ではBMI≦20kg/m^{2}の低栄養傾向を示す者の割合は65歳以上の高齢者全体で17.9％,男性12.8％,女性22.0％と報告されており,その割合は85歳以上で増えている[1]。

　高齢者における低栄養の原因は,①生理的な食欲低下,②咀嚼・嚥下障害,③感覚・運動障害による活動制限により食品購入や調理能力の低下にともなう簡素な食事の摂取,④うつ傾向や認知機能低下による食欲不振,⑤経済的困窮,など多くの因子が複数かつ複雑に関連しあっている。一方,消化管は他の臓器と比べ加齢的変化を起こさず,栄養素の消化・吸収能力の低下は単純な加齢ではみられないといわれており,高齢者の低栄養を理由づける因子として絶対的な摂取不足の可能性は極めて高い。

　高齢者におけるエネルギーおよびたんぱく質必要量は,『静脈経腸栄養

栄養管理の実際

表1 高齢者に必要な栄養素

		関連疾患				特徴	多く含まれる食品
		低栄養	サルコペニア	骨粗鬆症	認知症		
エネルギー	エネルギー	●	●		●	生命維持や活動に必須	主食（ごはん、パン、麺）主菜（肉・魚介類・卵・大豆）濃厚栄養流動食
たんぱく質	たんぱく質	●	●		●	筋肉の維持と増加に必須	肉・魚介類・卵・大豆製品 濃厚栄養流動食
	ロイシン		●			必須アミノ酸のなかでも蛋白合成能力が高い	大豆製品（大豆・高野豆腐・湯葉）チーズ、シラス干し
	HMB		●			筋肉蛋白の合成促進と分解抑制に関与	効果が期待できる量を食品で摂取することは難しい
脂質	n-3系多価不飽和脂肪酸				●	必須脂肪酸で体内では合成できない 抗炎症作用をもつ	青魚（サバ、イワシ、サンマなど）、えごま
ビタミン	ビタミンC				●	活性酸素の働きを抑える	緑黄色野菜（ピーマンやブロッコリーなど）果物
	ビタミンE				●		種実類、魚卵
	ビタミンD		●	●	●	筋細胞の増殖や分化に関与 認知機能に関連する	魚介類（サケやサンマなど）干しシイタケ、キクラゲ
	ビタミンK			●		骨形成に関与	納豆、青菜、ブロッコリー
ミネラル	カルシウム			●		骨の構成要素	乳製品、小魚、野菜、大豆

ガイドライン第3版』では20〜30kcal/体重kg/日，1.0〜1.2g/体重kg/日と示されている[2]。このガイドラインでは低栄養をともなった高齢者については言及されていないが，フランスの臨床ガイドラインでは低栄養高齢者にはエネルギー30〜40kcal/体重kg/日，たんぱく質1.2〜1.5g/体重kg/日を目標とすることを推奨している。両ガイドラインとも現体重を用いているため，これらの簡易式から算出したエネルギー量を摂取していても栄養状態の改善が認められてない場合には，通常時体重や理想体重を必要に応じて用いることを検討することが必要である。

高齢者では，食後に誘導される骨格筋での蛋白合成が成人に比べて低下する"同化抵抗性"が存在するといわれている。これまで高齢者は，腎機能低下の面からたんぱく質負荷が避けられる傾向があった。しかし，低栄養を呈した高齢者は失った骨格筋をはじめとした筋量の合成が必要であり，蛋白の同化抵抗性の問題を考慮すると必要以上にたんぱく質量を制限されることは望ましくない。以上のことより，低栄養を呈する高齢者では，エネルギー量は30〜40kcal/kg/日，たんぱく質は腎機能障害およびたんぱく質負荷が弊害とならない状態では1.2〜1.5g/kg/日が，一つの栄養管理計画の目標となると考えられる。

❷ サルコペニア

サルコペニアは高齢者の転倒リスクやactivities of daily living（ADL）に及ぼす影響が大きく，認知症とならび要介護状態をつくり出す要因の一つである。2016年10月にサルコペニアがICD-10に疾患として登録され，サルコペニアは国際的に独立した疾患として認識されるようになった。この流れを受け，本邦では日本サルコペニア・フレイル学会より『サルコペニア診療ガイドライン2017年版』が発表された。サルコペニアに対する栄養介入に関して，現状で関連が検討されている栄養素についてまとめる。

1）たんぱく質

筋肉の主な構成成分は蛋白であり，たんぱく質の摂取量が低下するとおのずと筋量は低下する。高齢者の同化抵抗性を考慮すると，サルコペニア予防には若年者と同様あるいはそれ以上のたんぱく質摂取が必要である可能性がある。近年の研究結果よりサルコペニアの予防には，1日の

たんぱく質摂取量のほかにも，1食あたりのたんぱく質量や日常的なたんぱく質の摂取頻度が筋肉量や機能維持において重要な役割を果たすことがわかってきた。具体的には，1日のうち2～3食は良質なたんぱく質を1食あたり25～30g摂取することで適正な蛋白合成が24時間保たれるといわれている。このたんぱく質を単純に食品に置き換えてみると肉・魚では125～200gに相当し，高齢者が日常的に摂取する量としてはかなり多めである。また，たんぱく源となる食品によって含有するアミノ酸は異なるため，たんぱく源は偏りなくさまざまな食品を摂取することが望ましく，現実の献立では，1食あたり肉類あるいは魚類100g（たんぱく質20g）に加え，乳製品（牛乳コップ1杯たんぱく質6g），卵（1個たんぱく質6g），大豆製品（豆腐100gたんぱく質5g）のいずれかをプラスすることで1食25gのたんぱく質を確保することが目安となろう。栄養指導の際には，食材の量だけではなく，購入手段や料理方法も含め高齢者が継続してこれだけのたんぱく質量を摂取できるような提案を忘れてはならない。

サルコペニアの治療を目標とした栄養学的介入としては，以前よりたんぱく質の材料となるアミノ酸の補充が注目され，必須アミノ酸のなかでもとくに蛋白同化作用が強いロイシンの補充が試みられてきた。しかし，ロイシンのみを単独投与した場合は，バリン，イソロイシンをはじめ，ほかの必須アミノ酸の血中濃度が低下し，筋蛋白合成が維持されないため，必須アミノ酸を併せて投与することが望ましいと考えられている。また，ロイシンの代謝産物の一つであるbeta-hydroxy-beta-methylbutyrate（HMB）も注目を集めている。HMBは筋蛋白の分解抑制や除脂肪組織の合成促進機能を有し，システマティックレビューにおいて高齢者における筋肉量の維持に貢献することが明らかとなっており，筋力および身体的機能に対するHMB補充効果の検討が引き続き期待される。

2）ビタミンD

ビタミンD受容体は筋肉中に存在し，ビタミンD欠乏が生じると筋肉の同化作用が低下する。ビタミンDは加齢に伴い血中濃度が低下することや骨格筋での蛋白同化に関与することから，サルコペニアに関連する栄養素として研究が進んでいる。高齢者に対するビタミンD補充効果として，歩行速度や運動機能の改善が認められており，また閉経女性を対

象とした研究では加齢に伴う除脂肪量の低下の抑制や筋力の増強に効果的であったと報告されている。ビタミンDは，紫外線を浴びることによる皮膚での産生によっても供給される栄養素であり，含有されている食品に偏りがある栄養素である。魚類，卵，キノコ類には多く含まれているが，穀類・大部分の肉類・大豆製品には含有されていない。ビタミンDの摂取不足を予防・改善するためには，日光浴や食品の習慣的な摂取状況を確認するとよい。日照量の低下する冬季や要介護状態などの外出が困難な高齢者では，ビタミンDの含有量が多い魚類（サケ・ウナギ・シラス等）の摂取が推奨される。

3）栄養補助食品（ONS: oral nutrition supplements）

欧州と北米の8カ国のサルコペニア高齢男女を対象とした研究において，高たんぱくのONS摂取による効果が報告されている[3]。この研究ではコントロール群にたんぱく質4.2g/kcalの標準組成ONS，強化群はたんぱく質6g/kcalに調整してビタミンDとHMBを強化した高たんぱくONSを用い，両群とも同熱量660kcal/日を24週間摂取してもらい筋量・筋力を評価している。両群ともONSの摂取によりベースラインに比べて筋力の改善を認めた。さらにこの対象者をサルコペニアの程度に分けてONSの効果を検討したところ，サルコペニアの前段階にある高齢者では，コントロール群に比べて強化群では脚力や下肢筋量の有意な増加が認められたが，サルコペニア状態にある高齢者では高たんぱくONSの効果は認められなかった。つまり，サルコペニアに対する栄養学的介入は，エネルギー補給とともに筋蛋白の合成に関与する栄養素の強化が効果的であり，また早期介入が重要であることをこの研究は示している。

以上のことをまとめると，サルコペニア予防にはたんぱく質の量や質，ビタミンDの補充，治療介入は早期とし，十分なエネルギー補給を基礎としたうえで，HMBやビタミンDの補充が有用である可能性がある。

3 骨粗鬆症

骨粗鬆症は全身的に骨折のリスクが増大した状態であり，『骨粗鬆症の予防と治療ガイドライン2015年版』（以下，骨粗鬆症ガイドライン）では，

骨粗鬆症性骨折の主要な危険因子としては，女性・高齢・低骨密度・既存骨折などに加え，カルシウム，ビタミンD，ビタミンKなどいくつかの栄養素は骨組織との関連が示されている[4]。

カルシウムは骨のミネラル成分の重要な構成栄養素であり，骨粗鬆症の予防・治療に不可欠な栄養素である。

『日本人の食事摂取基準2015年版』（以下，食事摂取基準）では，カルシウムの推奨量は男性700mg，女性650mgとされているが[5]，これは成長期に推奨量のカルシウムを摂取し十分な骨量の獲得があった場合を想定した値であり，骨粗鬆症の治療としては1日700〜800mgのカルシウムの摂取が推奨されている。実際のカルシウム摂取量は，70歳以上の男性で562mg，女性531mgと報告されており，男女とも著しく不足している。そのためサプリメントやカルシウム薬で補うことがしばしば検討されるが，この場合には心血管疾患のリスクが高まる可能性が指摘されており慎重に検討すべきである。一方，同量のカルシウム量を食品（牛乳やチーズなど）として摂取した場合には心血管疾患リスクは上昇しないといわれており，カルシウムはできる限り食品から摂取することが望ましいといえる。骨粗鬆症ガイドラインでは高用量のカルシウムを摂取することにより急激に血清カルシウム濃度が上昇する可能性を考慮し，サプリメントやカルシウム薬として1回に500mg以上を摂取しないよう注意するよう記されている。

ビタミンDは，カルシウムに次いで骨粗鬆症に関連する重要な栄養素である。骨粗鬆症症例では約30%がビタミンD不足であるといわれている。食事摂取基準では70歳以上の目安量は$5.5\,\mu g$/日と設定されているが，骨粗鬆症ガイドラインでは$10〜20\,\mu g$/日と約2〜4倍の摂取を推奨している。実際の摂取量は$9\,\mu g$前後と報告されており，骨折のリスクの高い高齢者には積極的なビタミンD摂取を推奨すべきであろう。

そのほか，骨形成を調整する栄養素であるビタミンK不足も危険因子の一つである。ビタミンK不足の高齢者では大腿骨近位部骨折の発生頻度が高いことや，骨粗鬆症性骨折の既往のある患者では血中ビタミンK濃度が低いことなどが報告されている。国民健康・栄養調査では70歳以上の摂取量は$253\,\mu g$/日と報告されており，骨粗鬆症ガイドラインで推奨

されるビタミンKはおおむね確保できていると考えられる。しかし，加齢によって胆汁酸塩類や膵液の分泌低下，食事からの脂質摂取量の減少により腸管からのビタミンK吸収が低下する可能性があることから，高齢者におけるビタミンKの目安量は今後の課題となっている。また，血液凝固阻止薬ワルファリン内服中には，相互作用の観点から納豆をはじめとしてビタミンKを豊富に含んだ食品の摂取を控えるよう指導されるため，ビタミンK欠乏に注意が必要である。

　アルコールは多量に摂取すると腸管でのカルシウム吸収が抑制され，尿中へカルシウム排泄が促進されるため骨粗鬆症のリスクを高める。アルコール3単位以上，たとえばビール中瓶3本以上，日本酒3合以上を飲酒している場合には，骨粗鬆症性骨折を1.38倍，大腿骨近位部骨折を1.68倍に高め，このリスクはアルコール摂取量に依存して上昇するといわれている。食生活の聞き取りの際には，飲酒量の確認を忘れずに行い，過度の飲酒を避けることを指導するよう心掛ける。

❹ 認知機能

　わが国の認知症高齢者の数は2012年で462万人と推計されており，2025年には約700万人，65歳以上の高齢者の約5人に1人に達することが予想されている。認知症の原因疾患はアルツハイマー型認知症（以下AD）が約7割と最も多く，ついで血管性認知症，レビー小体型認知症である。ADの発症には酸化ストレスの関与していることが推定されており，n-3系多価不飽和脂肪酸，ビタミンC，ビタミンEなどの抗酸化作用を持つ栄養素が認知症の発症に防御的に働く可能性が検討されている。また，メタアナリシスによってビタミンD欠乏はADの発症リスクを2倍程度上昇させることが報告されているなど，認知症と複数の栄養素との関連が検討されてきた。2015年には欧州静脈経腸栄養学会（ESPEN）より認知症における栄養管理のガイドラインが発表され，そのなかでは単独の栄養素の補充はその栄養素の明らかな欠乏がない限り，認知機能の改善や認知機能の低下予防に有用とはいえないと結論づけられている。一方で，認知症高齢者に多く認められる体重減少や低栄養の改善には，ONSの併用が有用であると強いレベルで推奨しており，認知症を有する高齢者で

は栄養状態の評価を行い,体重減少や低栄養を認める症例に対しては十分なエネルギー補充を目的にONSの併用を考慮しつつ,栄養状態の改善を目指すことが重要と考えられる。

文献
1) 厚生労働省:平成28年度国民健康・栄養健康調査の概要
2) 日本静脈経腸栄養学会編:静脈経腸栄養ガイドライン第3版,東京,照林社,2013
3) Cramer JT et al: Impacts of High-Protein Oral Nutritional Supplements Among Malnourished Men and Women with Sarcopenia: A Multicenter, Randomized, Double-Blinded, Controlled Trial. J Am Med Dir Assoc 17(11): 1044-1055, 2016
4) 骨粗鬆症の予防と治療ガイドライン作成委員会編:骨粗鬆症の予防と治療ガイドライン2015年版,東京,日本骨粗鬆症学会,2015
5) 厚生労働省:日本人の食事摂取基準2015年版

Q22 必要な栄養素をとるための工夫は?

関根 里恵

- 低栄養患者の栄養ケアにおいて，経口的栄養補助食品（Oral Nutrition Supplementation: ONS）を食事に付加するだけでは摂取栄養量の増加は期待できず，栄養補給の重要性やONSの摂取方法について患者へ丁寧に説明することが重要である
- 毎日の生活リズムの調整には，食事のタイミングが影響するといわれており，食事時間の見直しは栄養ケアサポートのなかでも重要である
- 配食サービスについては，『地域高齢者等の健康支援を推進するための配食事業の栄養管理に関するガイドライン』が公表され，これまでの配食事業の課題解決や管理栄養士・栄養士が配食事業者と連携し低栄養予防や栄養改善に寄与することが期待されている

1 低栄養

　高齢者の低栄養は，加齢にともなう生理機能の低下や社会的，精神的，経済的問題など栄養状態へ影響を与える要因は多岐にわたる。食事を摂取する上でとくに問題となりうるのは，消化管疾患，悪性腫瘍，慢性臓器不全などの併存疾患や老人性嚥下機能低下，味覚・嗅覚の低下，歯を含めた口腔機能低下が影響するといわれている[1]。厚生労働省の平成25年度「在宅療養患者の栄養状態改善方法に関する調査研究」では，介護サービスのリハビリテーションやデイサービスなどは他者との交流や安定した食事環境を提供する場として利用されており，生活の活性化が食べることに密接に関わっていることを示していた。また，食欲低下がみられる高齢者へは，嚥下機能に合わせた食事や病状に合わせた食事の提供に

加え，嗜好に合わせた栄養補助食品の種類や食形態の対応がより積極的に行われていた。また，介護者の負担を考慮した食事提案や配食サービスの利用が行われており，高齢者の栄養改善には生活全般の介入を行うことが重要である。表1に低栄養予防の食生活指針を示す。

臨床の場において低栄養患者への栄養ケアでは，最初のステップとして通常食を中心に献立を検討し，栄養指導を行うことが多い。食欲不振により通常食だけでは目標量を充足できない場合には，経口的栄養補助食品（Oral Nutrition Supplementation: ONS）を食事に付加する。ONSは，「通常の食事に加え，特別に医学的な目的のある食物の付加的な経口摂取」と定義され，通常は液体タイプの食品であるが，粉末状，ゼリー・ムース状，スープなどの形状がある。ONSを食事に付加するだけでは摂取栄養量の増加は期待できず，栄養補給の重要性やONSの摂取方法について患者へ丁寧に説明することが重要である。欧州静脈経腸栄養学会では，ONSはsip feedと表現され（sip：ちびちび飲むと訳される），提供量を一日かけて少しずつ摂っていく方法である。この方法は，腹痛，下痢など，

表1 低栄養予防の食生活指針14カ条

1. 3食のバランスをよくとり，欠食は絶対避ける
2. 動物性たんぱく質を十分にとる
3. 魚と肉の摂取は1：1の割合に
4. さまざまな種類の肉を食べる
5. 油脂類を十分に摂取する
6. 牛乳を毎日飲む
7. 黄緑色野菜や根野菜など多種類の野菜を食べる。火を通し量を確保
8. 食欲がない時はおかずを先に食べ，ごはんを残す
9. 調理法や保存法を習熟する
10. 酢，香辛料，香り野菜を十分に取り入れる
11. 和風，中華，洋風とさまざまな料理を取り入れる
12. 会食の機会を豊富につくる
13. かむ力を維持するため義歯は定期的に検査を受ける
14. 健康情報を積極的に取り入れる

〔健康長寿の要因に関する研究を進める東京都健康長寿医療センター研究所（東京都老人総合研究所）〕

▶ Q.22 必要な栄養素をとるための工夫は？

一気に摂取した際に発現しやすい消化器症状を軽減し，精神的圧迫の回避にも繋がる。在宅患者を対象とした研究では，ONSの投与量や投与期間はさまざまであったが，250～600kcal/日の量を2週間以上投与した検討が多く，通常の食事摂取量には影響なかった[2]。

　食欲不振に対し漢方薬が処方される場合がある。食欲不振により胃の不快感がある場合に六君子湯（リックンシトウ）がまず選択される。六君子湯は，胃酸を抑える薬剤とは別の働きがあり，胃を膨らませる機能を回復させ，食物を混ぜ合わせ十二指腸まで送り出しができるようになり，食欲が改善するといわれている。六君子湯以外で補中益気湯（ホチュウエッキトウ）と加味帰脾湯（カミキヒトウ）がある。補中益気湯は全身倦怠感など身体的症状が強い場合に用い，加味帰脾湯は抑うつ気分や不眠など精神症状が強い場合に用いる。さらに消耗状態に陥った場合は人参養栄湯（ニンジンヨウエイトウ）や十全大補湯（ジュウゼンタイホトウ）が適応となる。ただし，これらの漢方薬には地黄（ジオウ）という生薬が含まれ，胃腸障害などの副作用を生じる場合があるので注意が必要である。

❷ 食事のタイミング

　高齢者は，不活発でメリハリのない日常生活や心身の障害，治療薬の副作用などにより，不眠症をはじめとするさまざまな睡眠障害にかかりやすく食生活が乱れやすい。毎日の生活リズムの調整には，食事のタイミングが影響する[3]といわれており，食事時間の見直しは栄養ケアサポートのなかでも重要である。

　身体には，24時間周期のリズムをつくりだす「体内時計」のメカニズムが備わっており，体温やホルモン分泌など体の基本的な機能をコントロールしている。加藤ら[4]は経腸栄養法で管理されている血中コルチゾール濃度のリズム変動を調べ，1日中継続的に投与されている連続投与群と午前7時から午後11時まで投与する周期投与群に分けて検討したところ，周期投与群は夕方に低く明け方に高くなり食事を経口摂取した者と同様の日内リズムが認められたと報告している。生活リズムは数日で弱まり，摂食のタイミングでリセットされる。時計遺伝子が自律的につくる約25時間の概日リズムは，朝の光と朝食で24時間の日週リズムが補正される。朝の食事は体内時計を朝型に，夜の食事は体内時計を夜型に修正する。

健康な成人女性を対象に1日3回同じエネルギー量の食事を違った時間に（朝，昼，夕，または，昼，夕，夜食）摂取した場合に食事誘発性熱産生（DIT）が4倍異なっていた。DITは，適正な体温上昇を促し，免疫力増進にも関連しており，身体のリズムと食事のタイミングを考慮した栄養ケアプランの作成が大切である。

3 介護食品・宅配サービス

スマイルケア食とは，農林水産省が中心となり厚生労働省，消費者庁と連携し介護食品市場の拡大を通じて国民の健康寿命の延伸に貢献することを目的に作成された「介護食品」である。スマイルケア食の対象者は，原則，在宅の高齢者や障害者であって，「かむこと・飲み込むことに問題がある人」「そうした問題はないが栄養状態が悪い人」とされているほか，「このような状態に移行する恐れのある人」も対象としており（図1），治療食や病院食，形状がカプセル・錠剤のものは対象からは外されている[5]。

配食サービスについては，2017年にスタートした厚生労働省『地域高

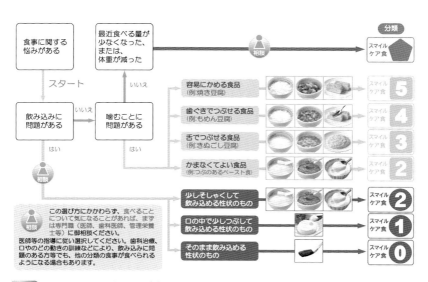

図1　スマイルケア食の選び方

▶ Q.22 必要な栄養素をとるための工夫は？

齢者等の健康支援を推進するための配食事業の栄養管理に関するガイドライン』が公表された（Q16参照）。これまでの配食事業の課題であった残食の問題，食事療法に準じた献立の提供，栄養価の表示などを改善し，管理栄養士・栄養士が配食事業者と連携することで低栄養予防や栄養改善に寄与することが期待されている。

4 ビタミンD

　高齢者の皮膚は若い時と比べて日光からのビタミンD生成効率が悪く，また，ビタミンDを活性型に変換する腎機能も低下している。ビタミンDには，D2とD3の2種類があり，いずれも血中のビタミンを増加させる。ビタミンD2はキクラゲ，本シメジ，シイタケなどのキノコ類に多く含まれており，ビタミンD3はイワシ，カツオ，サケなどの魚介類や卵黄やバターなどに豊富に含まれる。ビタミンDは脂溶性であり脂質を含む動物性食品から摂取したほうが吸収されやすい。キノコ類では炒める，揚げるなどの調理法で油とともに摂取することで吸収率を上げることができる。栄養機能食品やサプリメントからのビタミンDの補給では，脂溶性ビタミンのため尿中に排泄されにくく脂肪組織や肝臓に蓄積しやすいことから過剰摂取には注意が必要である。また，ビタミンDの過剰摂取では，骨からカルシウムとリンが大量に溶出し，腎臓や筋肉へ沈着して石灰化を引き起こし，腎結石やミルクアルカリ症候群を発症する。カルシウムとビタミンDを同時に摂ることで，腸管でのカルシウム吸収率がよくなる。

5 乳製品の利用

　乳和食とは，味噌や醤油などの伝統的調味料に牛乳（成分無調整牛乳）を組み合わせることで，利用する本来の風味や特徴を損なわず減塩しながら無理なく続けられる調理法をいう。具体的には，調理に使用する水を牛乳に代え牛乳本来のコクやうまみで調味料が減量できるというものである。
　乳製品のたんぱく質は，約80％がカゼインで残りの約20％がホエーたんぱく質である。カゼインは不溶性のたんぱく質で，牛乳中では微粒子状で分散し，酢などの酸を加えると固まる。ヨーグルトは，カゼインが

固まったものであり分離してできる半透明の液体にはホエーたんぱく質が溶けている。高齢者では，日常的なたんぱく質の摂取頻度が筋肉量や機能維持において重要であることは前述のとおりであるが，アミノ酸やたんぱく質の摂取のタイミングが筋肉量を増加させるためには重要である[6]。運動の直前直後に乳製品を摂取することで牛乳カゼインとホエーたんぱく質を同時に摂取することが可能となるばかりでなく，カルシウム・ビタミンD・水分補給にも繋がり効率的である。

文献

1) 若林秀隆: 高齢者におけるリハビリテーションの阻害因子とそれに対する一般的対応5. 栄養障害. Geriatric Medicine 53(1): 81-84, 2015
2) Stratton RJ: Should food or supplements be used in the community for the treatment of disease-related malnutrition? Proc Nutr Soc 64: 325-333, 2005
3) Kato H et al: Effect of starvation on the circadian adrenocortical rhythm in rats. Endocrinology 106: 918-920, 1980
4) 加藤秀夫ほか: ヒト副腎皮質ホルモンの日内変動におよぼす経腸栄養の効果. 日本栄養・食糧学会誌37: 9-12, 1984
5) 農林水産省ホームページ　スマイルケア食（新しい介護食品）
http://www.maff.go.jp/j/shokusan/seizo/attach/pdf/kaigo-44.pdf
6) Biolo G et al: An abundant supply of amino acid enhances the metabolic effect of exercise on muscle protein. Am J Physiol Endocrinol Metab 273(1): E122-129, 1997

Q23 低栄養状態な高齢者の管理ポイントは？

北久保 佳織

- 嚥下機能に問題なければ，食事摂取量の増加，補食の増進を図る
- 誤嚥性肺炎の予防を行う
- 食事摂取量が不十分な場合，経管栄養を考慮する
- 低栄養状態の患者に栄養療法を行う際に，リフィーディング症候群に注意する

1 嚥下機能に問題なければ，食事摂取量の増加，補食の増進を図る

　高齢者は，身体機能の低下や慢性的な疾患を有していることが多く，エネルギーやたんぱく質などの栄養素の不足により容易に低栄養に陥りやすい。「在宅療養患者の摂食状況・栄養状態の把握に関する調査研究（平成24年度老人保健健康増進等事業）」によると，在宅療養中の高齢者にMNA-SF®（Mini Nutritional Assessment-Short Form）を用いた評価にて「低栄養」は36.0％，「低栄養のおそれあり」は33.8％と報告されている。在宅療養高齢患者の7割は栄養状態に何らかの問題を抱えている。

　低栄養状態の高齢者に対して，早期から栄養療法とリハビリテーションを開始することが必要である[1]。栄養療法の適応について，3日間以上の絶食，7日間以上の不十分な経口摂取，進行性の体重減少（1カ月間で5％以上．6カ月間で10％以上），BMI 18.5未満，アルブミン3.0g/dL以下のいずれかに相当する場合[1]や，高齢者の低栄養をスクリーニングするツール（Q20参照）を活用して栄養療法を必要とする高齢者を見逃さないようにする。エネルギーやたんぱく質が不足した状態でリハビリテーショ

ンを行うと，かえって筋肉量の減少を招くため，つねに栄養状態の改善を合わせて行う必要がある。

　嚥下機能に問題なければ，経口摂取で必要なエネルギーやたんぱく質を充足させる。栄養改善に必要なエネルギー必要量の設定は，1日エネルギー消費量＋エネルギー蓄積量であるが，エネルギー消費量の測定は現実的には難しい。栄養改善のためには30kcal/kg/日のエネルギー量と1～1.5g/kg/日程度のたんぱく質が必要である。少量高エネルギーの経口栄養補助食品が多数市販されており，これらを利用して毎日決まった量を摂取するよう指導するが，継続困難であることが多い。井上らは，在宅訪問栄養食事指導を実際に行っている管理栄養士を対象に，介入前後の効果を体重，栄養素等摂取量，QOL（quality of life），ADL（activities of daily living）を指標に検討し，管理栄養士の在宅訪問栄養食事指導介入により，栄養素等摂取量，QOL，ADLが有意に増加・改善することを示している[2]。栄養食事指導介入を継続して行うことで，栄養状態の改善が期待できる。

　また，サルコペニアやフレイルの高齢者に栄養補助食品を用いた介入研究が多数あり，軽度もしくは中等度のサルコペニアのある高齢者では，栄養補助食品を摂取することで骨格筋量や握力の改善が見られたが，重度のサルコペニアでは，栄養介入の効果が得られにくい[3]。サルコペニアは予防が重要で早期に介入することが必要である。

❷ 誤嚥性肺炎の予防を行う

　経口摂取では歯の欠損，義歯の有無を確認して咀嚼能力に応じた食事にする。口腔内から咽頭への食物の送り込みが遅れる，嚥下時の喉頭挙上が不十分である，喉頭閉鎖不十分である場合に誤嚥しやすい。さらに，喉頭収縮筋の収縮力の低下により，食物や唾液が咽頭に残留することで誤嚥しやすくなる。誤嚥性肺炎の予防は，嚥下力に応じた食形態にすることはもちろんのこと，口から食べているかどうかにかかわらず口腔ケアが重要である。舌苔は口腔内の衛生状態とともに舌の運動障害の指標になる。やわらかい歯ブラシやスワブ（綿棒）を使って口腔内をていねいに清掃する。

❸ 食事摂取量が不十分な場合，経管栄養を考慮する

　食事摂取量が不十分な場合は，できるだけ早期に経管栄養を開始する。栄養状態の悪化は，入院期間の延長や死亡率の上昇につながるため，高齢者においても「腸が使える場合は腸を使う（経腸栄養）」が第一選択となる。とくに脳血管疾患後の嚥下障害に対しては，できるだけ早期に経管栄養を開始することが勧められる[1]。実際の臨床では経管栄養が必要と判断された場合でも，本人もしくは家族より拒否される場合が少なくない。本人が胃管を自己抜去することもしばしば見られる。本人や家族の考えを聞き，経管栄養のメリット・デメリットをていねいに説明することが必要となる。内服が困難である，嚥下訓練が長期化しているなど，治療上の必要な，または経口摂取のみで必要な栄養量を確保できない場合は，胃瘻を造設することを検討する。

　胃瘻を造設した場合，半固形化流動食といわれる増粘剤を用いて粘度を増した栄養剤を注入できる。半固形化流動食のメリットは，液体の栄養剤と比較して注入時間が短時間で済むこと，胃食道逆流の抑制に有効な場合があるということである。下痢や誤嚥性肺炎に対して有効かは明らかではない。最近では，一部の液体の栄養剤で胃酸による酸性pHを利用して，胃内で半固形化する栄養剤も市販されている。

　経管栄養開始時は，静脈栄養を併用するが段階的に経管栄養に移行する。必要な水分量を算出し，インアウト量に応じて追加水を注入する。血清ナトリウムが低値となり，栄養剤に含まれるナトリウム量で不足している場合は，白湯に食塩を溶解して注入する必要がある。

　経管栄養を開始後に，腎機能や肝機能の臨床検査値が悪化することがある。モニタリングを行い，注入量を調整する。腎機能低下は，たんぱく質やアミノ酸投与量が多過ぎる，または水分量が不足していることが多い。肝機能検査値上昇は，低栄養状態から栄養療法を開始した際に見られることがある。ほかに原因がないか検索し，ない場合は肝機能を見ながら少量から開始し時間をかけて増量することで対応する。

　下痢が起こる場合は，投与速度を減速すると改善することが多いが，注入量が必要量に満たなくなることがある。1mLあたりのエネルギー量

が高い栄養剤を選択し、投与速度を下げて注入すると改善することがある。また、食物繊維を添加することで改善することがある。

 リフィーディング症候群

　リフィーディング症候群は、低栄養状態に陥った患者に対し、急速に栄養補給を行った場合に起こる重篤な合併症である。急激な低リン血症が最も重要な異常所見であり、ミネラルやビタミンなどが不足している高度な低栄養状態では、低リン血症、低カリウム血症、低マグネシウム血症が見られる。膵臓より分泌されたインスリンは腎尿細管におけるナトリウム再吸収を促進させ、体内への水分の貯留を引き起こす。そのため浮腫の出現を認めることがあり、心不全も増悪させる一因となる。リフィーディング予防のための栄養投与を図1、表1に示す[4]。

文　献

1) 静脈経腸栄養ガイドライン第3版．日本静脈経腸栄養学会編，東京，照林社，2013，p386
2) 井上啓子：在宅訪問栄養食事指導による栄養介入方法とその改善効果の検証．日本栄養士会雑誌55(8): 40-48, 2012
3) Hegerova P et al: Early nutritional support and physiotherapy improved long-term self-sufficiency in acutely ill older patients. Nutrition 31: 166-170, 2015
4) 中屋豊ほか：リフィーディング症候群．四国医誌68巻(1,2)号：23-28, 2012

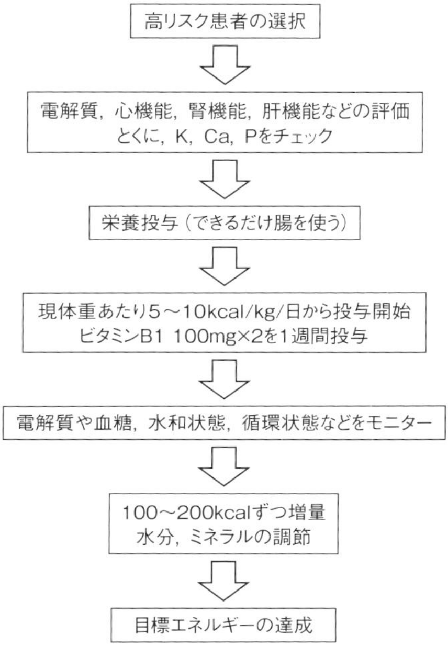

▶ Q.23 低栄養状態な高齢者の管理ポイントは？

高リスク患者の選択

電解質，心機能，腎機能，肝機能などの評価
とくに，K，Ca，Pをチェック

栄養投与（できるだけ腸を使う）

現体重あたり5〜10kcal/kg/日から投与開始
ビタミンB1 100mg×2を1週間投与

電解質や血糖，水和状態，循環状態などをモニター

100〜200kcalずつ増量
水分，ミネラルの調節

目標エネルギーの達成

図1 リフィーディング症候群予防のための栄養投与

表1 モニター項目

栄養開始前，そして少なくとも3〜5日後（or増やしている間）までは以下の項目に注意する

■ **水和状態と栄養状態**
・早期の体重増加は体液の増加によることが多い

■ **血液検査**
・初期のグルコースとアルブミン
・毎日Na，K，P，Mg，Ca，BUN，クレアチニン

■ **心不全の有無**
・心電図のモニター（QT，不整脈）
・脈拍数（頻脈），呼吸困難，浮腫，ECGと心エコー

栄養管理の実際

Q24 介助者(家族)に必要な「高齢者栄養管理の心得10か条」とは?

A

澤田 実佳

- 栄養管理は,栄養障害を起こしうる加齢的変化の有無を把握することから始める
- 介助者による食事・飲水状況,体重変化などのモニタリングは,栄養障害の早期発見と早期介入のために重要である
- 栄養管理のポイントとして後述する「あしたもえがおだね☺」について確認するとよい

---

❶「あ」安心しないで…食品の偏りに要注意!

　高齢者の食事は,慣れ親しんだ食習慣,摂食・嚥下障害による摂取食品数の減少,活動量低下による購買範囲の狭小化など,さまざまな理由によりパターン化しやすい。そのため,食べているからと安心せずに食事の内容に注意を払う必要がある。介助者が同居している場合には食事風景をよく観察するよう促し,故意に避けている食品があれば残す理由を確認してもらう。「かたい」「食べにくい」など摂食・嚥下障害に関連する理由があれば料理法や形態の工夫を指導する。一方で別居している場合には,できる限り食事の時間に訪問し前述したポイントで食事の様子を観察するほか,冷蔵庫や在庫食品を確認するよう促す。また,買い物へ同行することや宅配サービスの利用も摂取食品の幅を広げる一助となる。

❷「し」食欲不振時は原因検索から,効果的な介入を!

　高齢者の食欲不振にはさまざまな要因が絡んでおり,その原因を明らかにしたうえで介入方法を検討する。以下に頻度の高い原因とその対応策を示す。

▶ Q.24 介助者（家族）に必要な「高齢者栄養管理の心得10か条」とは？

1）味がしない…味覚異常

　高齢者は加齢にともなう味蕾の衰退，多剤服用，摂取不足に伴う亜鉛摂取不足などにより，味覚異常をともなうことは少なくない。味覚障害が疑われた場合は，薬剤性味覚障害の関連性や血清亜鉛値を確認する。

2）一度に多く食べられない

　活動量低下や加齢的変化により1回の摂食量が低下すると，3食で十分な栄養素を摂取することが難しくなる。この場合，3食の食事量を減らし，食事と食事の間に軽食（＝分食）をとる少量頻回食を試みる。分食は菓子類とせず，乳製品やおにぎり・サンドイッチなどとし，栄養バランスが崩れないように留意する。これらの対策を講じても摂取量が改善しない場合には，濃厚栄養流動食の摂取を検討する。医師の処方が必要な濃厚栄養流動食と高齢者や介助者が自由に購入できる濃厚栄養流動食の2種類ある。後者は味や濃度の種類が豊富であり，嗜好や状態にあった商品が見つけやすい。取り扱いは通信販売が中心であり，使用の際には医師や管理栄養士に相談するとよい。

　また，摂食機能の低下による食事時間の延長は，食事中の疲労感やそれにともなう摂取量の低下を引き起こす。食事時間は30分，長くても1時間以内が望ましい。この場合には，高齢者でも使いやすい工夫（軽量化，形状的工夫）が施された介護用食器の導入も一案である。

❸　「た」体重測定は定期的に，そして記録を！

　体重測定は栄養評価の上で重要な項目であり，できれば週1回，最低でも月1回の測定が望ましい。デイサービスなど介護サービスを利用している人であれば，定期的に施設で体重測定を実施されている可能性が高い。とくに入浴サービスの際は，体重だけではなく，褥瘡や浮腫等の身体所見についても観察する良い機会となる。入院あるいは診療時には，体重記録や施設の連絡ノートなどを持参するよう依頼する。

　高齢者では視力低下や立位困難，認知機能の低下などの理由により定期的な体重測定が定着しづらい。近年ではさまざまな機能を備えた体重計が販売されており，高齢者の障害に合わせた体重計を選択するとよい（**図1**）。また，体脂肪や骨格筋を測定できる体組成計付き体重計も市販されている。

栄養管理の実際

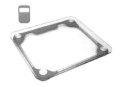
ワイヤレス式体重計
子機に体重が表示されるため,視力が低下した高齢者でも数値が確認しやすい

ステップオン式体重計
乗るだけで自動的に電源が入るため,かがむ動作が難しい高齢者にも使いやすい

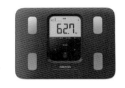
ワイド型・大文字表記の体重計
体重計の横幅が広く,測定姿勢が安定する。表示される文字が大きく見やすい

図1 高齢者が使いやすい体重計

加齢にともなう筋量減少のほかにも,活動量の低下にともなう筋量の減少が問題となる症例を臨床ではよくみかける。筋量の減少によって活動性の低下,転倒リスクの上昇,耐糖能の低下などさまざまな影響が生じる。体重とともに体組成を定期的に測定することは,高齢者における栄養状態の変化を捉えるうえで有用である。立位困難者では,介助者が抱えた状態で測定し介助者の体重を差し引いて概算する方法を用いてもよい。また,高齢者では認知機能の低下により測定や体重自体を忘れてしまうことがあるため,介助者による体重測定の促しや記録の援助が重要である。

④「も」もう歳だからはNGワード…高齢者だからこそしっかり食べる！

高齢者は食事量が少なくてよいという先入観から,高齢者自身が食事量を制限していたり,介助者が盛り付け量を少なくしている場合がある。しかし,実際の高齢者の栄養素摂取量は,男女とも20歳以上の平均摂取量とほぼ同程度と報告されている[1]。さらに,消化吸収能力もほぼ保たれているといわれている[2]。とくにたんぱく質に関しては,高齢者は若年者に比較して食後のアミノ酸から骨格筋への合成能力が低下していることが指摘されており,サルコペニア予防の観点から積極的な摂取が推奨されている。食事制限が必要とされるような疾患がなければ,故意に食事量を減らす必要はない。

▶ Q.24 介助者(家族)に必要な「高齢者栄養管理の心得10か条」とは?

❺ 「え」衛生管理に気をつけて

　高齢者は，加齢にともなう免疫機能の低下により潜在的な易感染状態にある。さらに，視力低下のために消費期限の確認が難しく，味覚の鈍麻から食品の劣化にも気づきにくい。基本的なことであるが，手洗いの徹底と食品の衛生管理が不可欠であり，介助者による声かけや食品管理への手助けが大切である。また，経管栄養や栄養の補助として濃厚栄養流動食を使用している場合は，冷所保存を徹底し，開封後24時間以内の使いきりを厳守する。

❻ 「が」ガラガラ声は危険サイン！嚥下機能の低下に配慮を

　高齢者では咽頭の位置が低下し，嚥下時に咽頭挙上の不十分または遅延が生じやすい。食事中にムセ込む，食後に湿った声に変わる（＝湿性嗄声），誤嚥性肺炎を繰り返している場合には，とろみ付けを医師から指示されることがあるが，嗜好や手間の問題から適切な粘度のとろみ付けが継続されないこともしばしば経験する。不十分なとろみ付けでは誤嚥予防効果は期待できない。適切なとろみの程度は嚥下機能によって異なるため，ヨーグルト状やハチミツ状などのとろみ付けの見本とすべき食品を医師・言語聴覚士・管理栄養士に確認するとよい。また，味噌汁・牛乳・オレンジジュースなど溶媒によってはとろみの付きにくい食品もあり注意が必要である。

❼ 「お」お口のケアを忘れないで

　口腔内はプライベートスペースであり，口腔ケアを高齢者本人に任せていることは少なくない。しかし，齲歯や歯周病，口腔乾燥，義歯の不適合や不衛生な管理など，高齢者は口腔ケアに関するさまざまな問題を抱えている。咀嚼障害は摂取食品の偏りや摂取量の低下を引き起こす一因であり，介助者による口腔内の観察，義歯の衛生管理の補助，歯科医定期的な受診が重要である。また，経腸栄養や静脈栄養など経口摂取を行っていない場合には，唾液分泌量は低下し，細菌増殖やドライマウスなど口腔環境が悪化しやすい。食べていないから口腔ケアは必要ないと考えず，

経口摂取者と同じような日頃の手入れを大切にする。

❽ 「だ」脱水に注意する

　高齢者では，加齢的変化による細胞内水分量や腎機能の低下，口渇感の減弱化，頻尿や尿失禁を恐れることによる水分制限，嚥下障害による水分摂取不足などさまざまな理由により脱水に陥りやすい。水分制限が必要となる疾患がなければ，1日体重1kgあたり30～40mLの水分摂取を心がけたい[3]。とくに，発熱時や下痢・嘔吐がみられる場合には脱水になりやすく，水分のみならず電解質の喪失も加わるため，塩分を含んだ味噌汁やスープなどの汁物や経口補水液の摂取が効果的である。家庭でも確認できる脱水の症状としては，舌や口腔粘膜の乾燥，排尿回数の減少，体重変化，頻脈などがある。これらの症状がみられた場合には，水分摂取の励行と症状の変化に注意する。症状が改善しない場合や普段と違った言動がみられる場合には，速やかに医療機関を受診するよう説明する。脱水予防のために，介助者に日ごろから飲水量や食事摂取量に目を向けるように指導しておくことも重要である。

❾ 「ね」粘度の調整も一案

　経管栄養を施行している高齢者において，褥瘡発生への懸念や長時間の座位保持が難しいなどの理由により投与速度を早めている症例をしばしば経験する。しかし，合併症として下痢・胃食道逆流・誤嚥などが生じるケースが多く，投与経路に応じた適正な投与速度の厳守が賢明である。投与時間の短縮には，「半固形化栄養剤」や「高濃度栄養剤」や液体の栄養剤を半固形化する補助食品などを使用する方法がある。2014年には医薬品として初の半固形の経腸栄養剤が販売され，これまで経済的な理由から半固形化栄養剤が使用できなかった症例においても半固形化濃厚流動食の導入が容易になりつつある。ただし，一部の半固形化栄養剤では通常の栄養剤に比べて水分含有量が少ないものもあり，栄養剤中の水分量を確認し，適宜水分投与量を調整する。

▶ Q.24 介助者（家族）に必要な「高齢者栄養管理の心得 10 か条」とは？

⑩ 「☺」笑顔で接する

　加齢にともない他者の援助が必要となることが増える。食事もその一つであり，高齢者は自尊心の喪失や介助者への遠慮から食事を苦痛と感じることもある。また，介助者も介護に対する負担感や疲労感を感じていることも事実である。しかしながら，高齢者にとって生涯を通して食が楽しいものであるように，食事の際には笑顔で高齢者に向き合うよう心がけていただきたい。

文献
1) 厚生労働省：平成28年度国民健康・栄養健康調査の概要
2) 爪田順久：治療が劇的にうまくいく！高齢者の栄養　はじめの一歩〜身体機能を低下させない疾患ごとの栄養管理のポイント，大村健二ほか編，東京，羊土社，2013，pp12-19
3) 鷲沢尚宏：一般社団法人日本静脈経腸栄養学会　静脈経腸栄養テキストブック，東京，南江堂，2017，pp200-208

Q25 在宅療養高齢者の場合に注意すべきポイントは？

鈴木 裕介

A

- サルコペニアは加齢にともなって観察される身体機能の変化の原因であり，結果でもある
- 筋肉量の減少のみではなく，筋肉と脂肪の相互関係が機能に与える影響が示唆されている
- 在宅高齢者のサルコペニアの有症率は，調査や人種差はあるが，男性が女性を上回る
- たんぱく質，カロテノイド，コレステロール摂取と運動は，サルコペニアの予防に有効であるらしい
- サルコペニアへの効果的な介入法の確立には，筋肉量のみでなく質の評価も重要であろう

1 在宅療養高齢者におけるサルコペニアの意味するもの

サルコペニア（加齢性筋肉減少症）は，今でこそ機能予後に与える影響について議論が盛んになっているが，以前は年寄りが痩せていくのは何となく加齢にとって当たり前の現象であり，体組成も含めたその在り様に病態的な意味づけが行われることはほとんどなかったといってよい。しかしながら，単純に体重と身長のみから算出されるBody Mass Index（BMI）と機能（生命）予後との関連について8,000余人の大規模な地域在住高齢者の縦断的調査によると，最もリスクの低いBMI値は基準値である22ではなく，機能障害については24，生命予後については25〜27の範囲であるとされる。もちろん体内の筋肉量は体重のみで規定できるものではなく，体重が重いほど筋肉量が多く生存や機能保持に有利である

▶ Q.25 在宅療養高齢者の場合に注意すべきポイントは？

と考えるのは短絡的であり、他項でも言及されると思われるが、筋肉が減少し、脂肪に置き換わった状態（sarcopenic obesity）の問題も近年指摘されるようになっている。

筋肉の量とその機能（筋力）は単純に正比例するものではないと考えられるが、サルコペニアは最も重要な老年症候群の一つである転倒のリスクに大きく影響することは想像に難くない。オーストラリアの大腿骨頸部骨折で入院した地域在住高齢者の調査によると、対象者のうち71%が臨床的にサルコペニアと診断され、その後の追跡による転倒、骨折の再発を予測する因子として筋力の低下が第一に挙げられている[1]。在宅高齢者における転倒は報告によりまちまちであるが、年間少なくとも1回の転倒を経験する高齢者は10～30%超に及ぶ。これが施設療養高齢者となると転倒率は2～3倍増加し、転倒が発生した場合その10～25%が何らかの入院処置を必要とする転帰をとるとされる。転倒後に骨折や硬膜下血腫などをともなう場合、その後の転倒リスクをさらに高め、繰り返す転倒⇒骨折⇒ADL低下⇒長期臥床⇒誤嚥、肺炎、低栄養、褥瘡など一連の老年症候群⇒寝たきりという、いわば"転倒ドミノ"の状況を引き起こすことにより寝たきりにつながる。この転倒ドミノの最上流に位置すると考えられるのがサルコペニアであり、長期臥床による筋肉量減少が転倒ドミノの悪循環を加速すると考えてよい（図1）。

以上のように、在宅療養高齢者のサルコペニアについて現在までの知見を振り返ってみると、その有症率、サルコペニアの発症に関連すると

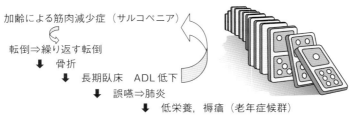

図1 "転倒ドミノ"におけるサルコペニアの関与

考えられる因子，筋肉と脂肪との関連やサルコペニアが高齢者の身体機能に及ぼす影響，さまざまな介入の効果など，多岐にわたっていることがわかる。

❷ 在宅療養高齢者におけるサルコペニアの有症率

　サルコペニアの有症率は，その診断基準に用いられた測定項目によって若干異なる。男女別に64歳以上の在宅高齢者におけるサルコペニアの有症率を検討した調査によれば，サルコペニアを四肢骨格筋量/身長^{2}値が若年健常成人より2標準偏差以下と定義した場合に，男性の26.8%女性の22.6%がサルコペニアと判定された。この数字は80歳以上に限ると，男性52.9%，女性31.0%と増加している[2]。一方，70歳以上の高齢者を対象にした他の調査によれば，同様の基準で判定しても男性で12.3%，女性で7.6%という結果を得ており，人種差の存在を示唆する結果となっている。

❸ サルコペニアと関連する要因

　加齢による筋肉の減少とその他の減少との因果関係を推定するのは難しい。なぜならば，サルコペニアは多くの複合的な要因が絡み合った結果観察される現象という可能性も考えられるが，筋肉が減少した結果，他の身体機能が変化する可能性もまた考えられるからである。したがって，横断的な検討により抽出される関連要因は容易に原因とは結論できない。4,000人の65歳以上の地域在住高齢者の横断調査によると，サルコペニアの代表的な指標であるASM/ht(2)と関連する要因として，男性においては喫煙，慢性肺疾患，動脈硬化，低体重，活動性の低下が挙げられ，男女ともASM/ht(2)と握力には有意な関係が観察された[3]。サルコペニアという高齢期の現象が，長年曝露された環境要因や基礎となる病態の結果であると考えられる一方，出生時の体重と高齢期の筋肉減少との関連を示唆する報告もある。約100人の出生時の体重記録のある男性高齢者のMuscle Fiber Score（単位面積あたりの筋線維の重量）との関連を調査したところ，出生時の低体重とスコアには有意な相関が認められた[4]。筋肉量，筋力，身体能力からサルコペニアを定義した場合，サルコペニアと判定された地域在住高齢者の手段的ADLは有意に低いことが示唆されている。

▶ Q.25 在宅療養高齢者の場合に注意すべきポイントは？

　近年は，筋肉量の減少のみではなく筋肉と脂肪の相互関係が機能に与える影響が示唆されており，脂肪量-筋肉量の比率を指標として用いると，筋肉に対する脂肪比率が基準値を超えた場合に，身体機能の低下を効果的に予測できるという報告もある。サルコペニアの進行と骨関節症状との関連を検討した報告によると，女性高齢者においてのみ膝および殿部の痛みとサルコペニアの進行に関連が認められている一方，現行のサルコペニアの国際的な診断基準に当てはめると，在宅療養高齢者においてはサルコペニアと骨量減少の間には乖離がみられるとの指摘もあり，筋肉量と骨量との関係は単純な比較が難しい側面が示唆される。

❹ 在宅療養高齢者のサルコペニアへの介入

　食事中のたんぱく質摂取量が多いほど筋肉量の減少は少ないというデータや，アミノ酸の補給と運動の組み合わせがサルコペニアやそれにともなう運動機能の低下に効果的であるという報告は，サルコペニアが加齢にともなう抗い得ない現象ではなく，適切な介入により予防できる可能性を示唆している[5]。それでは，薬物的なサルコペニアの予防的な介入効果はどうであろうか。高齢女性において長期間にわたる女性ホルモンの補充は筋肉の減少予防効果はないようであるが，ある種のスタチン製剤（脂質異常症の治療薬）はリハビリテーションによるサルコペニアの予防効果を高める可能性が指摘されているが，短期間かつ小規模な介入による知見なので確かなことはいえない。血清中のカロテノイド（果物，野菜の多く含まれるβカロテンなど）と下肢の筋力に有意な関連性があるとする報告がある。サルコペニアの成因に酸化ストレスが関わっているという説に従えば，フリーラジカルなど有害な物質から体を守るカロテノイドやビタミンEなどはサルコペニアに対して抑制的に作用している可能性がある。今後は，体格や人種差を加味したサルコペニアの客観的な診断基準が浸透することにより，地域在住高齢者のサルコペニアの機能予後に与える直接的な影響が明らかにされることが期待される。また，筋肉の質的評価法が確立されれば，より効果的な介入法の確立に役立つと考える。

文 献

1) Lloyd BD et al: Recurrent and injurious falls in the year following hip fracture: a prospective study of incidence and risk factors from the Sarcopenia and Hip Fracture study. J Gerontol A Biol Sci Med Sci 64(5): 599-609, 2009
2) Iannuzzi-Sucich M et al: Prevalence of sarcopenia and predictors of skeletal muscle mass in healthy, older men and women. J Gerontol A Biol Sci Med Sci 57(12): M772-777, 2002
3) Lee JS et al: Associated factors and health impact of sarcopenia in older chinese men and women: a cross-sectional study. Gerontology 53(6): 404-410, 2007
4) Patel HP et al: Developmental influences, muscle morphology, and sarcopenia in community-dwelling older men. J Gerontol A Biol Sci Med Sci 67(1): 82-87, 2012
5) Kim HK et al: Effects of exercise and amino acid supplementation on body composition and physical function in community-dwelling elderly Japanese sarcopenic women: a randomized controlled trial. J Am Geriatr Soc 60(1): 16-23, 2012

Q26 摂食・嚥下など障害がある高齢者で注意すべきポイントは?

海老原 覚　　海老原 孝枝

A
- 摂食・嚥下障害は,経口摂取すること自体が困難になり経口摂取の効率の低下ということと,誤嚥性肺炎を引き起こし消耗や炎症からサルコペニアをきたしうる
- 嚥下障害への対処法としては,嚥下調整食,嚥下リハビリ,口腔ケア,薬物療法などがある。それらを組み合わせて対処することになる
- 薬物療法に使われる抗誤嚥薬には,TRP受容体作動薬,黒胡椒精油,シロスタゾール,アマンタジン,テオフィリン,ACE阻害薬などがあり,それぞれ機序が異なる

1 摂食・嚥下障害の重要性

　摂食・嚥下障害は,高齢者にとって非常に頻度の高い障害である。療養型病床に入院中の高齢者は,70％以上がなんらかの摂食・嚥下障害を持っているとの報告がある。平成23年の日本人の死因において,肺炎は前年度3位の脳血管障害を抜いて,第3位に躍り出た。この肺炎で亡くなる人の95％以上は,65歳以上の高齢者である点である。つまり,日本人の高齢化にともなって肺炎死が増加しているのであり,肺炎死のほとんどが高齢者肺炎なのである。このような高齢者肺炎では,多くが食物や口腔内の分泌物,雑菌などをうまく嚥下できず誤って気管に入ってしまうことによって起きる誤嚥性肺炎である。したがって,高齢者肺炎対策とは誤嚥性肺炎対策といっても過言でない。そして,誤嚥性肺炎対策とは高齢者の嚥下障害対策が大きな比重を占める。

2 摂食・嚥下障害からサルコペニアへ

　嚥下障害には，経口摂取すること自体が困難になり経口摂取の効率の低下ということと，経口摂取時に気道に異物が侵入する危険が高まるという2つの側面がある（図1）。そのうち経口摂取効率低下は，低栄養や脱水を引き起こす。低栄養になる結果，筋線維がやせ細ったり，サテライト細胞などの筋肉に分化していく細胞などの産生が落ち，直接的に筋量減少・筋力低下につながる。一方，ATPなどのエネルギー産生が低下することにより不活発化が起こる。また，脱水は全身の循環血漿量の低下を招き，脳・心・腎などといった重要臓器における水分循環量の低下にもつながる。脳循環の低下は精神活動低下を起こし，その他の重要臓器障害と相まって不活発を助長し，筋量減少・筋力低下を起こす。嚥下筋群の筋萎縮は喉頭挙上困難といった嚥下困難を助長し，嚥下障害における負のフィードバックとなる。脱水による精神活動低下の嚥下先行期低下もまた，負のフィードバックとなる。

　経口摂取時の危険とは窒息や誤嚥であり，この誤嚥によって誤嚥性肺炎が発症することになる。誤嚥性肺炎は重篤な炎症疾患であり，これにより高齢者は著しく消耗していき，肺炎が治っても消耗からの回復には

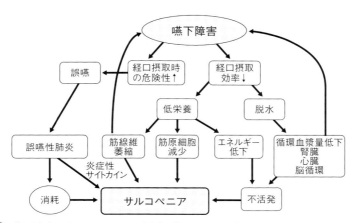

図1 嚥下障害からサルコペニアを引き起こすさまざまな経路

時間がかかる。嚥下障害が持続していると消耗から回復する前に再び誤嚥性肺炎となり、さらに消耗し立ち直れない状況となり、サルコペニアにつながる。肺炎による炎症性サイトカインなどが、脈管新生を誘導したり筋肉の障害を増強することもわかっている[1]。

このような場合は、一見さまざまな病態が合併していて、どれか一つに対処しても、とても手に負えないような高齢者でも、嚥下障害という問題を解決できればすべての病態が好転して、サルコペニアから脱せる場合もあるものと思われる。もちろん、加齢現象はどの臓器にも同時に現れるので、このような単一の病因で一元的に考えられるような場合ばかりではないものと考えられるが、高齢者診療における複雑な病態を適切に対処するときの手がかりとして、つねに念頭に置いておきたい。

❸ 嚥下障害に対する対処

通常の嚥下困難の対処法は、嚥下機能の状態に合わせた嚥下調整食、嚥下リハビリ、口腔ケア、薬物療法に大きく分けられる（**図2**）。その他、特殊な場合は手術療法などが考慮される。実際はこれらを組み合わせて対処することとなる。

嚥下障害食として適切な性質は、①味：はっきりと強めの香り、②温度：

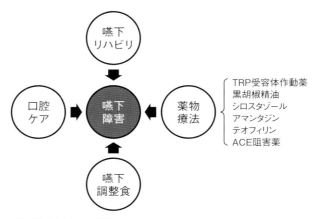

図2 嚥下障害に対する対処法

はっきりと，③きめ：ゼリーのきめが最良，④食塊形成：くずれにくいもの，水溶液と固形物の混合は避ける，などである．増粘剤などの使用が有効である．

嚥下リハビリに関しては，言語聴覚士による専門的な嚥下リハビリが望ましい．嚥下造影などの病態を見極めてそれに応じた嚥下訓練が効果的な場合がある．専門的な嚥下リハビリが難しいような場合には，体位の工夫や嚥下体操などを試みるとよい場合がある．

口腔ケアは，口腔内の雑菌を清掃することにより起因菌の気道への侵入を減らす．それのみならず，ブラッシングによる口腔ケアは，高齢者の嚥下反射を改善する作用も持つ[2]．

4　薬物療法―抗誤嚥薬

近年の老年医学の進歩により，さまざまな嚥下機能を改善する作用を持つ抗誤嚥薬が提唱されている．それぞれの抗誤嚥薬はそれぞれ違った作用機序を持ち，嚥下制御の神経系の異なった部位に作用する．抗誤嚥薬は嚥下の神経性制御のさまざまな部位に作用し，嚥下機能を改善する[3]．それぞれ作用部位，作用機序について以下に概説する．

1）温度感受性TRP受容体作動薬

高齢者の嚥下反射は，たとえ障害されていたとしても，温度感受性がある．体温より離れた温度の食物や水分の方が飲み込みやすい．近年，知覚神経上の温度感受性受容体であるTRP受容体を活性化することが，温度刺激と同じように高齢者の遅延した嚥下反射を改善することが見出された．高温度の受容体であるTRPV1のアゴニストであるカプサイシン，カプシエイト，TRPV1修飾薬である赤ワインポリフェノールが高齢者の嚥下反射を改善する．また，冷温度受容体であるTRPM8のアゴニストであるメンソールも嚥下反射を改善する．さらに，これらのTRP受容体作動薬は，知覚神経に直接的作用するだけでなく，慢性的に嚥下に関与する島皮質を活性化し，嚥下を改善する可能性も示唆されている．

2）黒胡椒精油

黒胡椒精油の匂い刺激は，嚥下の皮質制御に重要な島皮質を活性化することにより，嚥下反射を改善する．嚥下の神経伝達物質であるサブス

タンスPも増加する作用を持つ。この匂い刺激によるアロマセラピーは，意識レベルやADLの低い高齢者にも行うことができ，適応範囲が広い。

3）シロスタゾール

ホスホジエステラーゼⅢ阻害薬であるシロスタゾールは，抗血小板薬であるとともに脳血流を増やすことが知られ，脳梗塞の治療に用いられる。シロスタゾールはサブスタンスPを増加させるとともに，嚥下反射を改善することが知られている。末梢知覚神経においてサブスタンスPは，嚥下反射の神経伝達物質なので嚥下反射を改善する。

4）アマンタジン

ドーパミンの遊離促進作用を持つアマンタジンは，大脳基底核においてその作用を発揮することにより，下位の嚥下反射にかかわる神経を活性化し，嚥下反射を改善すると考えられている。長期投与により肺炎の発症を抑えているとの報告もある。

5）テオフィリン

気管支拡張薬であるテオフィリンは，それより低い濃度で，抑制性神経伝達物質であるアデノシンがそのA2受容体に結合するのを阻害する。A2受容体は基底核のドーパミン作動性神経上に存在し，テオフィリンはこの阻害作用によりドーパミン神経の脱抑制を引き起こし，基底核などのドーパミン神経を活性化し，嚥下反射を改善すると考えられている。

6）ACE阻害薬

降圧薬であるACE阻害薬はアンジオテンシン変換酵素（ACE）を阻害する。ACEはアンジオテンシⅠの切断のみならず，類似ペプチドであるサブスタンスPも切断する。したがってACE阻害薬は活性体アンジオテンシンⅡの生成を阻害するだけでなく，サブスタンスPの分解を防ぎ，嚥下に重要なサブスタンスPの活性を上げることとなる。

文献

1) Ebihara S et al: Dysphagia, dystussia, and aspiration pneumonia in elderly people. J Thorac Dis 8(3): 632-639, 2016
2) Yoshino A et al: Daily oral care and risk factors for pneumonia among elderly nursing home patients. JAMA 286: 2235-2236, 2001
3) Ebihara S et al: Thermal taste and anti-aspiration drugs: a novel drug discovery against pneumonia. Curr Pharm Des 20(16): 2755-2759, 2014

Q27 認知症などの障害がある高齢者で注意すべきポイントは？

山口 潔

A

- 認知症では，小食・偏食・過食などの食行動の異常が生じ，その結果，多彩な栄養学的問題が起きている可能性を念頭に置き，個別の栄養評価と指導を実施する
- 認知症では，適切な栄養摂取を考えるという判断力や，指導を遵守する能力が低下するため，栄養指導には介護者の協力が必須となる
- 介護者を介した栄養指導よりも，宅配サービスの利用や，栄養補助食品の利用の方が効果的である場合もあることを念頭に置く

1 認知症の診かた（表1）

認知症にはさまざまな原因疾患があり，経過や治療が異なる。認知症患者を受け持った場合，身長，体重など身体所見における栄養指標や合併疾患を確認すると同時に，**表1**のような項目を確認するとよい。

2 認知症の原因疾患による症候の違い（表2）

認知症の原因となる疾患は，アルツハイマー型認知症，レビー小体型認知症，前頭側頭型認知症といった神経変性疾患にともなう認知症と脳血管障害を原因とする血管性認知症でほとんどを占める。

アルツハイマー型認知症と比較すると，レビー小体型認知症や血管性認知症では早期から咀嚼嚥下の障害が出現する場合が多い。血管性認知症では，全身の動脈硬化症とその危険因子（糖尿病など）の併存に注意が必要である。前頭側頭型認知症では，ほかの人に提供された食事を食べようとするといった食行動異常を認める。食事のメニューへのこだわり，

▶ Q.27 認知症などの障害がある高齢者で注意すべきポイントは？

表1 認知症の人の診かた

1．原因疾患：アルツハイマー型・レビー小体型・血管性など
2．重症度（認知機能と生活機能）
3．認知症にともなう行動心理学的症候（BPSD: behavioral psychological symptom of dementia）
4．生活状況：生育歴・生活歴，家族関係，介護保険サービス利用状況，居住環境

表2 認知症の原因疾患による症候の違い

1．アルツハイマー型認知症
記憶障害，疾病否認（不安焦燥），物盗られ妄想
2．レビー小体型認知症
精神症状（幻視，抑うつ，せん妄），運動障害（歩行障害，転倒，誤嚥） 　自律神経障害（便秘，排尿障害，失神）
3．前頭側頭型認知症
社会性の低下，自発性の低下，常同行動，言語障害
4．血管性認知症
人格変化（易怒，脱抑制，意欲低下），運動障害（転倒・褥瘡） 　多臓器の動脈硬化（虚血性心疾患，慢性腎臓病，末梢動脈疾患）

同じものをいくつも食べる，甘いものを過剰に摂るようになるといった食習慣の変化も認める。

3 認知症の重症度別の栄養学的問題（表3）

認知症は重症度により栄養学的問題が大きく異なる。とくにアルツハイマー型認知症やレビー小体型認知症のような進行性の疾患では，適切な重症度評価により，今後どのような栄養学的問題が起こるかを予測することができる。

4 認知症とサルコペニアの関係

認知症とサルコペニアとの関係については，関係があるとする報告と，関係しないとの報告が混在している。近年のメタアナリシスでは，認知機能とサルコペニアは少なくとも横断的には関連があるようである[1]。今後，

表3 認知症の重症度別の栄養学的問題と注意点

1. 軽度
記憶力・判断力の低下はあっても，会話は普通に可能なため，障害があることが理解されにくい。そのため，ともすれば適切な栄養管理の必要性に気づかれないことがある。同じものを何回もつくるなど料理が単調になり，偏食・小食・過食など食行動の異常が問題となる。食事の調達方法の確立に注意する。
2. 中等度
前頭側頭型認知症の人や，男性の場合に過食が問題となることがあるが，多くは小食・体重減少が問題となる。体重減少のメカニズムはよくわかっていないため，個別の対応が必要である。定期的な体重測定により栄養状態を評価し，食事量・運動量の指導を行う。それでも体重減少がある場合には，悪性腫瘍などの合併を除外の上，栄養補助食品の併用を勧める。
3. 高度
認知機能だけでなく，排泄障害，歩行障害などの身体障害が出現してくる。栄養に関しては，食欲の低下，咀嚼・嚥下機能の低下が出現してくる場合が多く，食事形態に注意が必要となる。

縦断的な研究でサルコペニアが認知症の原因となるかどうか明らかになるであろう。

5 認知症の発症に関与する栄養学的因子

アルツハイマー型認知症では体重減少の合併が多く，認知症発症後に体重減少があると，認知症の進行が早くなるとの報告がある[2]。さらに，アルツハイマー型認知症と診断される12〜9年前には体重に差がなく，診断される6年前より体重減少がはじまるとの報告[3]があり，先駆症状とも考えられている。

アルツハイマー型認知症では，酸化ストレスとの関連でビタミンCやビタミンE等の抗酸化物，血清総ホモシステイン高値との関連で葉酸やビタミンB群（B_{12}, B_6），さらに魚の摂取との関連で多価不飽和脂肪酸（n-6系とn-3系の総和）の摂取やn-3系多価不飽和脂肪酸であるドコサヘキサエン酸（docosahexaenoic acid: DHA）やエイコサペンタエン酸（eicosapentaenoic acid: EPA），さらにはビタミンDなどとの関連を示唆する観察研究が多数なされている。興味深い点は，魚，野菜，果物の摂取量がアルツハイマー

型認知症に防御的に作用することを示唆する複数の疫学研究があるにもかかわらず，単一の栄養素が認知症を予防できるかといった介入試験は，概ね効果を証明できなかった．近年，地中海食や和食といった食事パターンに注目した研究がなされている．地中海食では，サラダドレッシング，ナッツ，魚，トマト，鶏肉，アブラナ科の野菜，果物，緑黄色野菜の摂取が多く，高脂肪の乳製品，赤肉（牛肉・羊肉など），内臓肉（レバーなど），バターの摂取が少ないという食事パターンを持った人[4]が，和食では，魚・野菜・海藻・漬物・大豆製品・キノコ・イモ・果物などを多く摂取している食事パターンを持った人[5]が，それぞれアルツハイマー型認知症の発症率が低いことが注目されている．

6 認知症の人の栄養管理の実際

認知症の発症に防御的に働きそうな栄養因子はいくつか明らかではあるものの，それをもとに行った介入によって，認知症の発症の予防や，認知症の進行の抑制の効果までは明らかになっていない．ただし，従来の研究より，小食・過食のどちらも悪く，患者ごとの適量が検討されるべきこと，また，ある一つの栄養素や食品に注目するのではなく，食事パターンに注目することといった点が重要であり，ともかく個別の栄養評価と，バランスよく栄養を摂取できるような個別の栄養ケアが重要と考えられる．

また，認知症患者では，適切な栄養摂取を考えるという判断力や，指導を遵守する能力が低下する．介護者も指導を遵守する能力に問題がある場合がある．栄養指導をする前に，患者や介護者の買い物など食品の調達能力や調理能力の評価を行い，不十分であればその確保のための調整を行う．栄養指導はあまり膨大な指導より，ポイントを絞って簡易であることが要求される．ときには，介護者を介した栄養指導よりも，宅配サービスの利用や，栄養補助食品の利用の方が効果的であるということに注意する．患者や介護者だけではなく，公的介護サービスを含めた地域の社会資源にも注目し，必要な資源と連携することが重要であると考えられる．

文献

1) Chang KV et al: Association Between Sarcopenia and Cognitive Impairment: A Systematic Review and Meta-Analysis. J Am Med Dir Assoc 17(12): 1164.e7-1164.e15, 2016
2) Barrett-Connor E et al: Weight loss precedes dementia in community-dwelling older adults. J Am Geriatr Soc 44: 1147-1152, 1996
3) Gao S et al: Accelerated weight loss and incident dementia in an elderly African-American cohort. J Am Geriatr Soc 59: 18-25, 2011
4) Aridi YS et al: The Association between the Mediterranean Dietary Pattern and Cognitive Health: A Systematic Review. Nutrients 9: 674-696, 2017
5) Yasutake T et al: Dietary Patterns and Incident Dementia in Elderly Japanese: The Ohsaki Cohort 2006 Study. J Gerontol A Biol Sci Med Sci 71: 1322-1328, 2016

Q28 とくに長期臥床高齢者の場合に注意すべきポイントは?

柴崎 孝二

- 長期臥床になった原因疾患の管理,再発予防を行う
- リハビリテーション,レジスタンス運動,外出による身体活動量を維持する
- 栄養介入としてたんぱく質の摂取を行う。ビタミンD,必須アミノ酸などのサプリメント内服を考慮してもよい

1 長期臥床高齢者におけるサルコペニアの特徴と予防

　わが国における高齢者の長期臥床や要介護状態の原因には,脳血管障害,認知症,加齢による衰弱,関節疾患や転倒・骨折が挙げられる。これらの疾患発症後に長期臥床状態から回復しない人や,介護施設に入居する高齢者が増加している。長期臥床者や介護施設入所者のサルコペニア有病率は男性68～97%,女性21～43%と多くの人がサルコペニアであると報告されており,原因疾患の管理や再発を予防することはさらなる筋力低下やサルコペニアの進展を防ぐ重要な要因である。

　長期臥床者におけるサルコペニアをさらに悪化させるリスク因子としては,BMI（Body Mass Index）が低いこと,身体活動量が低いこと,たんぱく質摂取不足が知られている（**図1**）[1]。BMI 18.5未満や半年で2～3kgの体重減少は要介護状態になりやすい特定高齢者の選定要件とされて,長期臥床者ではBMI 21未満で死亡率が上昇するとも報告されており,サルコペニア予防には適正な体重を保持することが重要である。

　サルコペニアは一次性と二次性に分類され,一次性サルコペニアを"加齢性サルコペニア"と呼び,年齢とともに筋肉量や筋力は低下することが示されている。長期臥床者では一次性サルコペニアに加え,二次性サル

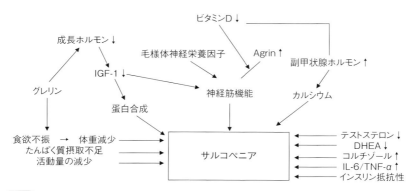

図1 サルコペニアの発症要因
長期臥床者ではサルコペニアの要因となりうる体重減少, たんぱく質摂取不足, 活動量の減少を認めることが多い。
（文献1より引用改変）

コペニアである寝たきり, 不活発なスタイルなどの"活動に関連するサルコペニア"も加わる。長期臥床の原因によっては心臓, 肺, 肝臓, 腎臓, 脳の重症臓器不全, 炎症性疾患, 悪性腫瘍や内分泌疾患に起因する"疾患に関連するサルコペニア", 吸収不良, 消化管疾患, 摂取エネルギーおよび/またはたんぱく質摂取不足に起因する"栄養に関連するサルコペニア"も加わり, 重症サルコペニアであることが少なくない。

筋肉量は, 30歳代をピークに40歳以降男性は年0.64〜0.70%, 女性は年0.80〜0.98%程度減少すると言われている（図2の破線）。高齢者は加齢性変化に加え, 二次性サルコペニアの合併によりさらに筋肉量減少が加速する（図2の実線）[2]。高齢者が1週間臥床すると下肢筋肉量は0.63kg, 膝伸展力は11〜12%減少し, 筋肉量・筋力低下は短期間で急速に進む。高齢者が一旦筋肉量・筋力の減少をきたすと, それ以前の筋肉量・筋力に戻るのは困難であり, 長期臥床にならないための予防が最も重要である。

❷ 長期臥床高齢者に対する運動療法

サルコペニアをともなう長期臥床高齢者のみを対象とした運動介入効果の報告は少ない。しかしながら, さまざまな病態や社会的背景の高齢者を対象とした報告は多数ある。介護施設入居者への運動介入の有効性

▶ Q.28 とくに長期臥床高齢者の場合に注意すべきポイントは？

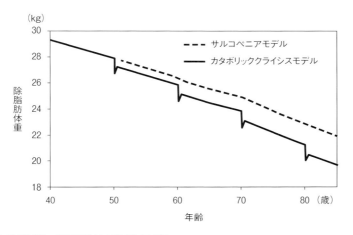

図2 高齢者における筋肉量減少モデル
男性，女性ともに人は加齢により筋肉量（除脂肪体重）が減少する（破線）が，高齢者においては急性疾患の増悪や外傷によりさらに筋肉量減少が加速し（実線），カタボリッククライシスモデル（筋肉分解の危機）と呼ばれている。　　　　　　　　（文献2より引用）

は古くから知られ，長期臥床高齢者においても運動介入が有効であることが示唆される[3]。臥床時間が長くなることが予想される高齢者に対しての筋肉量・筋力の有効な改善方法の一つに，リハビリテーション介入が挙げられる。リハビリテーションの開始時期はより早期である方が，身体機能改善効果は大きい。発症より1年以上経過した慢性期となると，その効果に対する報告は少なくなり，介入効果は減少することが知られている。

　85歳以上の高齢者や慢性疾患を抱えた高齢者に対する高強度の運動やレジスタンス運動の筋肉量・筋力改善効果を検討した研究では，12週間の高強度運動で10％の筋肉量の増加，47％の膝伸展力の改善が認められた[3]。システマティックレビュー・メタアナリシスでも，レジスタンス運動を含む包括的訓練プログラムが四肢骨格筋量，歩行速度，膝伸展力を改善させると報告されている[4]。一方で，サルコペニアをともなう長期臥床高齢者は心疾患や呼吸器疾患を合併している場合もあり，高強度の運動が禁忌の人もいる。自身の体重負荷を利用した下肢の屈伸運動や歩行

などの低強度の運動でも効果はあり，1日1時間程度の低強度運動により，筋力・筋肉量改善効果も報告されている．

長期臥床高齢者は体重の負荷をかける運動や歩行が困難な人も多いが，日光浴によるサルコペニアの予防効果も報告されている．日光を浴びることは，皮膚でのビタミンDを活性化するだけでなく，強力な自律神経調節作用も併せ持っている．自律神経は筋肉における蛋白合成に関わり，その活性を維持することで死亡率を改善する効果も示唆されている[5]．

長期臥床で十分な運動が行えない高齢者は，外に出て日の光を浴びるだけでもサルコペニアの進展予防の一助になる可能性があり，介護者による介助や社会的サービス利用により外出頻度を上げることが勧められる．

3 長期臥床高齢者に対する栄養・薬物療法

一般高齢者と同様に長期臥床高齢者においても，運動療法とあわせて栄養介入が必要である．BMIがすでに低値であったり，低下傾向にある高齢者に加え，活動量の低下した高齢者には栄養サポートが必要である．とくに適切なたんぱく質摂取が重要とされ，1日に0.8g/kgのたんぱく質摂取が推奨されている．さらに慢性腎臓病などの腎疾患がなければ0.93〜1.2g/kgのたんぱく質摂取が妥当であるとの報告もある．

サプリメントや薬物療法でも研究が行われており，必須アミノ酸，ビタミンD，茶カテキンサプリメント，アンジオテンシン変換酵素阻害薬（angiotensin converting enzyme inhibitor: ACE-I）の有効性が報告されている．

必須アミノ酸は，長期臥床高齢者に対し筋肉量・筋力の維持ができる可能性が示唆されている．高齢者が10日間臥床をすると筋蛋白の合成率は30％低下すると言われているが，必須アミノ酸の内服で筋蛋白の合成率低下を防げたとの報告もある．さらに，足底筋力の改善や階段昇降，平地での移動能力の改善効果も報告され，加えて施設入所者において生活の質（quality of life）の改善報告もある．一方で，長期臥床高齢者に対する必須アミノ酸投与でも，運動介入がないと筋肉量の減少をきたすミオスタチン血中濃度が上昇し，筋肉量が減少するとの報告もあり，必須アミノ酸療法に加えて運動介入も同時に行う必要がある．

ビタミンD投与に関しては，横断研究で血中25-ヒドロキシビタミン

▶ Q.28 とくに長期臥床高齢者の場合に注意すべきポイントは？

D(25(OH)D)レベルが高値である群のほうが歩行スピードは速く，25(OH)D投与による介入研究では四肢筋力の増加が報告されている．ACE-Iは，地域在住高齢者に対する膝伸展力や歩行スピードの低下を防げたとの報告や疲労感を改善したとの報告がある．長期臥床高齢者に関するサプリメントや薬物療法の効果の報告数はまだ十分とはいえないが，長期臥床にならない予防と，長期臥床状態になっても適切な運動介入と栄養サポートが重要である．

文献

1) Morley JE et al: Frailty, sarcopenia, and hormones. Endocrinol Metab Clin North Am 42: 391-405, 2013
2) English KL et al: Protecting muscle mass and function in older adults during bed rest. Curr Opin Clin Nutr Metab Care 13: 34-39, 2010
3) Fiatarone MA et al: Exercise training and nutritional supplementation for physical frailty in very elderly people. N Engl J Med 330: 1769-1775, 1994
4) Yoshimura Y et al: Interventions for Treating Sarcopenia: A Systematic Review and Meta-Analysis of Randomized Controlled Studies. J Am Med Dir Assoc 18: 553.e1-.e16, 2017
5) Shibasaki K et al: Association of decreased sympathetic nervous activity with mortality of older adults in long-term care. Geriatr Gerontol Int 14: 159-166, 2014

Q29 高齢者糖尿病の場合に注意すべきポイントは?

窪田 直人

- 高齢糖尿病患者ではサルコペニアのリスクが高いため，その有無を慎重に診療する
- 糖尿病に肥満を合併するとサルコペニアのリスクが増大する。壮年期糖尿病の肥満・メタボリックシンドロームの病態は放置せず，サルコペニアが進行する前にしっかり加療する
- サルコペニアに対して現時点で最も推奨される治療法は栄養療法と運動療法であり，個々の病態や治療の優先順位に配慮した対応を行う

　高齢者は合併症や併存疾患だけでなく，身体機能，認知機能，経済状況などさまざまな点で個人差が大きく，心身ともに環境変化への適応能力が低下しやすい。高齢糖尿病患者では食後高血糖や低血糖を起こしやすく，一方で自覚症状に乏しくこうした変化に対する脆弱性を有するため容易に重症化する。また加齢にともなう腎機能低下により，とくに腎排泄性の薬剤の蓄積が起こりやすく，経口血糖降下薬に限らず，全ての薬剤において有害事象を発症しやすい。脳梗塞，虚血性心疾患などの動脈硬化性疾患の合併頻度も高くなる。さらにフレイル，サルコペニア，認知症，うつといった老年症候群や種々の臓器機能の低下を認めることが多く，壮年期とは異なり身体機能や日常生活動作（ADL）への配慮も重要となる。本項では，高齢者糖尿病の診療において注意すべきポイントについて概説したい。

1 サルコペニアと糖尿病

　サルコペニアは，筋肉量の減少，筋肉組成の変化，脂肪や線維組織の

▶ Q.29 高齢者糖尿病の場合に注意すべきポイントは？

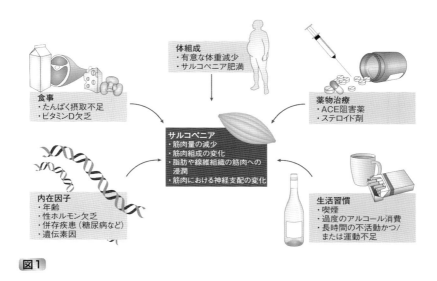

図1

筋肉への浸潤，筋肉における神経支配変化等によって特徴づけられる。図1は，サルコペニアを引き起こす代表的な内因性要因，外因性要因を示しているが，食事，体組成，生活習慣など，糖尿病と共通する外因性要因が多いことがよくわかる[1]。どちらも遺伝素因が関連し，加齢とともにそのリスクが増大するという共通点もある。実際，糖尿病患者ではサルコペニアを合併するリスクが高く[2]，逆にサルコペニアは糖尿病発症の危険因子でもあり[3]，互いに悪循環をきたしやすい。そのため，サルコペニア患者では耐糖能異常の有無を，高齢糖尿病患者ではサルコペニアの有無を，慎重に診療する必要がある。当院糖尿病・代謝内科の入院患者に対して握力とBIA法による体成分分析より診断したところ，前期高齢者に比し後期高齢者ではサルコペニアの有病率は2.5倍以上であった。サルコペニアは，インスリン作用不足（インスリン分泌不全，インスリン抵抗性）や，高血糖，神経障害，過度の減量などさまざまな要因で起こりうるが，インスリンは筋肉においてインスリン受容体，インスリン受容体基質（IRS），PI3K-Akt経路を介して強力な蛋白合成作用を有しており，糖尿病合併サルコペニアの病態においてインスリン作用不足，とく

高齢者の状況に応じたアプローチ

にインスリン抵抗性の関与は大きいと思われる。また、糖尿病ではしばしば肥満、内臓脂肪蓄積を合併しており、肥満にともなうインスリン抵抗性や慢性炎症もその病態に深く関連していると考えられる。実際、インスリン抵抗性は握力低下[4]や下肢筋力低下[5]と関連したという報告や、65歳以上を対象としたInCHIANTI研究において、炎症性サイトカインは肥満指標とは正に、握力とは負に相関し、肥満と握力低下で定義されたサルコペニア肥満では炎症性サイトカインの上昇が認められた[6]。糖尿病ではサルコペニアの合併や進行のリスクが高いが、肥満をともなう場合その傾向は顕著となるため、壮年期糖尿病でしばしば認められる肥満・メタボリックシンドロームの病態は放置せず、加齢にともなうサルコペニアが進行する前にしっかり加療しておくことが重要である。

❷ 糖尿病を合併したサルコペニアの予防や進行抑制

加齢にともなうサルコペニアの予防や治療に有効な手法は、おそらくサルコペニア合併糖尿病、高齢者糖尿病サルコペニアの予防や進行抑制にも有用と考えられる。しかし、高齢者糖尿病サルコペニアのメカニズムに基づく治療法、例えばインスリン抵抗性改善や抗炎症作用、耐糖能改善の有用性を示したエビデンスはまだ十分とはいえない。血糖コントロールに関しては、以前からHbA1cと生命予後との関連においてJカーブを描くことが報告されているが、フレイルについても同様のことが報告されている[7]。非糖尿病患者では血糖値が上がれば上がるほどフレイルのリスクは上昇しており、耐糖能異常はおそらくフレイルやサルコペニアの増悪因子として作用しており、これらの改善はその予防や進行抑制に重要だと考えられる（**図2左**）。しかし、ひとたび糖尿病を発症するとHbA1c 7.6%周辺を最低値としてJカーブを描いており、その解釈は困難である（**図2右**）。現行の糖尿病治療では厳格な血糖コントロールを行おうとすると低血糖のリスクが上がることがその原因と推察するのが妥当かもしれない。

無作為化比較試験ではないが、65歳以上の男性を対象とした試験では、インスリン抵抗性改善薬であるメトホルミンやチアゾリジン薬を使用した群では、これらの薬剤を使用しなかった群に比し、有意に四肢筋量の

▶ Q.29 高齢者糖尿病の場合に注意すべきポイントは？

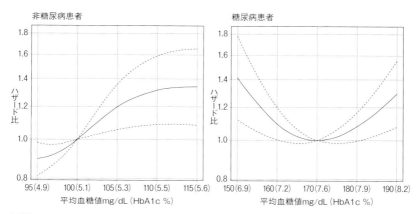

図2

減少の程度が軽度となっていた[8]。また，65歳以上の女性を対象とした試験において，これらの薬剤が使用されていた群では使用していなかった群に比較して歩行速度の低下が減弱していた[9]。さらに，平均76.2歳，平均BMI 26.4，平均HbA1c 7.4%の80例を対象としたDPP-4阻害薬の効果を検討した研究では，コントロールのSU薬投与群に対してDPP-4阻害薬使用群において，TNFα，CRP，IL-6レベルが有意に低く，筋肉量，握力が有意に高くなっていた[10]。これらの報告はいずれも，糖尿病におけるインスリン抵抗性の改善や炎症抑制作用が筋力低下を抑制しうるかもしれないことを示唆する結果ではあるが，十分なエビデンスとはいえず，さらなる検討が必要である。

まとめ

高齢者糖尿病の診療において注意すべきポイントについて概説した。高齢者糖尿病はサルコペニアを発症しやすく，ADL低下の危険因子でもある。高齢期を迎えた糖尿病患者においては，身体アセスメントを行い早期にサルコペニア患者（予備群）を抽出することが重要であり，糖尿病治療と並行してサルコペニア進行抑制を意識した介入が日常的に行われるべきである。また，サルコペニアに対して現時点で最も推奨される

治療法は栄養療法と運動療法であり，糖尿病治療と同一視されがちだが，とくに肥満をともなう場合のエネルギー指示量や腎症合併例におけるたんぱく指示量など，必ずしも一致しない部分も少なくない．サルコペニアは加齢以外に明らかな原因がない狭義のサルコペニアと，疾患や不活動，栄養不良等に起因する二次性のサルコペニアに分類されるが，実臨床ではしばしば重複していることが多く，個々の病態や治療の優先順位に配慮した対応が求められる．今後の基礎研究・臨床研究によるエビデンスのさらなる創出が待たれるところである．

文 献

1) Dennison EM et al: Epidemiology of sarcopenia and insight into possible therapeutic targets. Nat Rev Rheumatol 13: 340-347, 2017
2) Araki A, Ito H: Diabetes mellitus and geriatric syndromes. Geriatr Gerontol Int 9: 105-114, 2009
3) Moon SS: Low skeletal muscle mass is associated with insulin resistance, diabetes, and metabolic syndrome in the Korean population: the Korea National Health and Nutrition Examination Survey (KNHANES) 2009-2010. Endocr J 61: 61-70, 2014
4) Abbatecola AM et al: Insulin resistance and muscle strength in older persons. J Gerontol A Biol Sci Med Sci 60: 1278-1282, 2005
5) Park SW et al; Health, Aging, and Body Composition Study: Accelerated loss of skeletal muscle strength in older adults with type 2 diabetes: the health, aging, and body composition study. Diabetes Care 30: 1507-1512, 2007
6) Schrager MA et al: Sarcopenic obesity and inflammation in the InCHIANTI study. J Appl Physiol 102: 919-925, 2007
7) Zaslavsky O et al: Glucose Levels and Risk of Frailty. J Gerontol A Biol Sci Med Sci 71(9): 1223-1229, 2016
8) Lee CG et al; Osteoporotic Fractures in Men (MrOS) Study Research Group: Insulin sensitizers may attenuate lean mass loss in older men with diabetes. Diabetes Care 34(11): 2381-2386, 2011
9) Lee CG et al; Study of Osteoporotic Fractures Research Group: Changes in physical performance in older women according to presence and treatment of diabetes mellitus. J Am Geriatr Soc 61(11): 1872-1878, 2013
10) Rizzo MR et al: Sarcopenia in Elderly Diabetic Patients: Role of Dipeptidyl Peptidase 4 Inhibitors. J Am Med Dir Assoc 17(10): 896-901, 2016

Q30 担がん患者で注意すべきポイントは？

伊地知 秀明

- 担がん患者は，低栄養状態となりサルコペニアの有病率が高い
- 担がん患者においてサルコペニアは予後不良因子である
- 担がん患者のサルコペニアを早期に診断し，積極的な栄養およびリハビリテーションによるサポートが推奨され，それによる治療成績および予後の改善が期待される

1 担がん患者ではサルコペニアの有病率が高い

現在，わが国の死因の第1位はがん・悪性腫瘍であり，人口の高齢化とともにがんの罹患率が高まり，がんによる死亡は今後さらに増加していくことが予測される。がん患者は，消化管のがんのように食事の摂取が直接妨げられることに加えて，がんの体内への進展にともなう種々の代謝変化による消耗性疾患としての性質により，体重が減少し栄養状態が低下する症例が多い。近年，サルコペニアが注目されるようになり，がんの診断や経過観察のために撮影されたCT画像が見返されて，その腰椎L3レベル横断面の腸腰筋の骨格筋量指数（psoas muscle mass index: PMI）によってがん患者のサルコペニアを評価した報告が増えた。Shacharらが38の研究をreviewしたメタアナリシスによると，担がん患者の治療前のサルコペニア有病率は11～74％とさまざまに報告されていたが，そのうち17の研究においては，すでに半数以上の患者がサルコペニアと評価されていた[1]。がん患者のサルコペニア有病率には，人種・年齢・性別の相違が関係するのはもちろんであるが，加えて原発臓器の違いも影響する。Bozzettiによるreviewでは，とくにサルコペニアの頻度が高いの

は膵がん，肺がん，膀胱がんと述べられている[2]。がん患者では，がんの病期の進行にともなう栄養状態の低下のみならず，手術や化学療法といったがんに対する治療によっても，周術期の食止めや，抗がん剤による口内炎や消化器症状のために栄養摂取不十分な状態に陥りやすく，経過中にサルコペニアを生じたり，治療前からのサルコペニアが増悪したりするリスクが非常に高い．すなわち，がんがサルコペニアの原因となるばかりでなく，がんに対する治療がサルコペニアの原因ともなってしまう点には注意が必要である．

❷ サルコペニアは担がん患者の予後不良因子である

近年，がんに対する治療には目覚ましいものがあり，早期がんに対しては非侵襲的手術による根治が可能となり，進行がんに対しても手術や放射線，化学療法の進歩によりその予後は改善してきている．免疫チェックポイント阻害薬も含めた新たな分子標的薬の導入により，臨床が大きく変わったがん種もある．このように，全体的には予後が改善しつつある担がん患者において，サルコペニアが予後不良因子であるという報告が続々となされるようになっている．

外科手術を受けるがん患者では，栄養状態が不良であると術後の合併症の発症率が高いことが以前より報告されており，術前の栄養状態に留意すべきとされている．それと同様に，サルコペニアを有するがん患者においても，術後早期の合併症の発症率が有意に高いという報告が消化器系のがんなどでなされている[3]．感染性合併症の頻度が高いこと，在院日数の延長に加え，周術期の致死的合併症の頻度も高いとする報告が複数なされている．また，全生存・無増悪生存といった術後の長期予後をみた研究においても，サルコペニアを有するがん患者では予後不良であることが報告されている．これらのうち，肝がんや膵がん，胆道がん患者では，上述のPMIのみでなく骨格筋の脂肪化をCT値で評価したIMAC（intramuscular adipose tissue content）という指標も全生存や無増悪生存と相関し，筋肉量の低下のみでなく筋肉の脂肪化（質の低下）も重要であることが示唆されている[3]．

一方，サルコペニアを有するがん患者では，化学療法剤に対する有害

事象が強く出現し，コンプライアンスの低下，すなわち休薬，減量や中止に至る症例が増えること，また化学療法の奏功性が低下し死亡率が高くなることが報告されている[1,2]。

最近，日本サルコペニア・フレイル学会，日本老年医学会，国立長寿医療研究センターにより，わが国初のサルコペニア診療ガイドライン2017が作成された。そのなかで，がんとの関連については，サルコペニアの合併によりがん患者の生存率が低下する，サルコペニアの合併によりがん患者の手術の死亡リスクが高くなる，がん患者では，腰椎L3レベルでのCT画像により筋肉量の減少（プレサルコペニア）と評価される頻度が高いといったステートメントが収載されている[4]。

❸ サルコペニアを早く診断し，リハビリを含めて患者ごとに個別化した栄養サポートにより，サルコペニアの進行の防止と治療成績・予後の改善が期待される

欧州静脈経腸栄養学会（ESPEN）は，最近，「エビデンスに基づくがん患者の栄養ケアガイドライン」を作成した。そしてさらに，担がん患者に対する実践的な栄養サポートのために，「ESPENエキスパートグループによるがん関連の低栄養に対する提言」が発表された[5]。そのなかで，がんに関連する低栄養におけるサルコペニアの位置づけについて，とくに目を引く図が示されている（図1）[5]。ここでは，①食思不振と食事量の低下，②悪液質，③サルコペニア，という3つのカテゴリーが説明されており，筋肉の量と質が低下したサルコペニアという状態が，がんの進行に伴い低栄養が最も進んだ状態と捉えるべきであることを示唆する図となっている。

この提言のなかで，担がん患者のより良い栄養ケアのためにとるべきアクションとして，①すべての担がん患者について，栄養上のリスクをなるべく早い段階でスクリーニングすること，②栄養状態のアセスメントの手段を拡充し，CT等による体細胞量・骨格筋量の評価，バイオマーカーによる全身の炎症状態の評価，間接熱量計を用いた個々の患者のエネルギー・たんぱく需要の正確な評価を行っていくこと，③患者ごとの個別化プランに基づいて多様な側面から積極的な栄養介入を行うこと，が挙

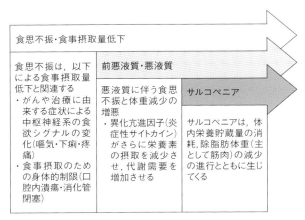

図1 担がん患者における低栄養：食思不振，悪液質，サルコペニア

(文献5より改変)

げられている。これらによって，低栄養・サルコペニア（の兆候）をなるべく早く診断し，正確なエネルギー・たんぱく需要と多角的な評価による個別化された栄養ケアプランを立て，栄養サポートをがんの治療における一つの不可欠な要素として行っていくべきだと述べられている。

担がん患者では，がんによる代謝の変化のために，通常の計算式で算出したエネルギー量との乖離が生じやすい。同じ体格であっても，がん種の違いによってエネルギー需要がさまざまに異なるため，担がん患者のエネルギー需要は複雑である。したがって，目標栄養量の設定には間接熱量計を用いることが最も正確であり，この提言で推奨されている。もっとも実際の臨床の現場では全例での測定は困難なこともあるため，エネルギー25〜30kcal/kg/dayとたんぱく質1.2〜1.5g/kg/dayという簡便式も示されている。るいそうのある患者では，それ以上のエネルギーとたんぱく質が必要なことも多い。ただし，低栄養の期間が長い患者も多いため，実際の栄養投与は急速な摂取量増加にともなうリフィーディング症候群の出現に注意し，段階的に行うことが推奨される。

がんによる全身炎症・異化亢進状態に対して有用な栄養素として，ロイシンをはじめとする必須アミノ酸による筋肉合成の改善効果，魚油に

多く含まれるオメガ3系脂肪酸（エイコサペンタエン酸EPA，ドコサヘキサエン酸DHA）による筋肉量および体重改善効果，またアルギニンの免疫賦活効果による感染性合併症の減少などが報告されており，いずれもサルコペニアとの関連も示唆され有望と考えられるが，生命予後への寄与についてはまだ知見の蓄積が必要のようである[2,5]。

低栄養・サルコペニアの多い担がん患者に対する介入として，有酸素運動や加圧トレーニングといった運動・リハビリテーションによる筋力増強効果，身体活動性の向上・維持効果も注目され，このESPENのガイドライン・提言でも言及されている。今のところ早期の乳がんと前立腺がん患者での研究がほとんどであるため，他のがん種や進行がんでの筋肉増強効果および長期予後に対する効果については今後の検討が待たれる[2,5]。

近年，がんの治療はゲノム情報も考慮した個別化治療の方向へと動いているが，栄養ケアについても個別化されたプランによってがん治療の一翼を担い，リハビリテーションも含めた栄養介入によってサルコペニアの進行を回避し，がんの治療成績や生命予後の改善につながっていくことが期待される。

文献

1) Shachar SS et al: Prognostic value of sarcopenia in adults with solid tumours: A meta-analysis and systematic review. Eur J Cancer 57: 58-67, 2016
2) Bozzetti F: Forcing the vicious circle: sarcopenia increases toxicity, decreases response to chemotherapy and worsens with chemotherapy. Ann Oncol 28: 2107-2118, 2017
3) 海道利実ほか：がん治療とサルコペニア．日本静脈経腸栄養学会雑誌 32: 822-828, 2017
4) サルコペニア診療ガイドライン作成委員会編：サルコペニア診療ガイドライン2017年版，日本サルコペニア・フレイル学会/国立長寿医療研究センター，2017
5) Arends J et al: ESPEN expert group recommendations for action against cancer-related malnutrition. Clin Nutr 36: 1187-1196, 2017

索 引

◆数字・欧文

- 15 段階 RPE ……………………………… 98
- 2 ステップテスト ………………………… 24
- ACE 阻害薬 ……………………… 30, 145, 154
- activity-related sarcopenia ……………… 42
- ADL 障害 …………………………… 49, 69
- ADL の評価方法 …………………………… 47
- Agrin ……………………………………… 65
- Akt ………………………………………… 37
- ASM/ht(2) ……………………………… 138
- AWGS ………………………… 10, 12, 25, 58
- ――基準 ………………………………… 34
- baPWV …………………………………… 29
- Barthel Index …………………………… 47
- BIA ……………………………………… 13, 59
- BMI ……………………………………… 68, 136
- C1q ……………………………………… 67
- CAF ……………………………………… 65
- CHS 基準 ………………………………… 20
- DEXA …………………………………… 9, 12
- DHA …………………………………… 165
- DHEA-S ………………………………… 82
- disease-related sarcopenia ……………… 42
- DXA ……………………………………… 49, 59
- EPA …………………………………… 165
- EWGSOP ………………………… 8, 9, 25, 58
- GNRI ……………………………………… 51
- Health ABC 研究 ………………………… 27
- HMB …………………………………… 114
- IADL 障害 ………………………………… 69
- IGF- I …………………………………… 37
- IL-6 ……………………………………… 65
- IMAC …………………………………… 162
- InCHIANTI 研究 ………………………… 158
- LOH ……………………………………… 82
- MNA-SF® ……………………………… 85, 106
- NILS-LSA ……………………………… 13, 34
- nutrition-related sarcopenia …………… 42
- ONS …………………………………… 115, 120
- phenotype model ………………………… 18
- PMI …………………………………… 161
- primary sarcopenia ……………………… 42
- ROS ……………………………………… 38
- secondary sarcopenia …………………… 42
- sip feed ………………………………… 120
- skeletal muscle (mass) index …………… 9, 13
- SMI …………………………………… 9, 13, 59
- TNF α …………………………………… 65
- TRP 受容体作動薬 ……………………… 144

◆あ

- 悪液質 ………………………………… 163
- 握力 ……………………………………… 14, 110
- ――検査 ………………………………… 60
- アマンタジン ………………………… 145
- アミノ酸 ……………………………… 81, 114
- アルギニン …………………………… 165
- アルコール …………………………… 117
- アルツハイマー型認知症 …………… 117, 148
- 痛み ……………………………………… 71
- 一次性サルコペニア …………………… 42
- 遺伝的要因 ……………………………… 32

▶索引

移動動作障害 …………………………… 76
移動動作自立に必要な筋力 …………… 75
胃瘻 ……………………………………… 127
うつ ……………………………………… 52
運動 …………………………………… 80, 96
　　―効果 ……………………………… 99
運動器の障害 …………………………… 22
運動療法 ……………………………… 152
衛生管理 ……………………………… 133
栄養アセスメント …………………… 107
栄養介入 ………………………………… 80
栄養管理 ………………………………… 84
栄養ケアシステム ……………………… 86
栄養スクリーニング ……………… 85, 106
栄養摂取不足 …………………………… 45
栄養摂取量 …………………………… 108
栄養素 ………………………………… 111
栄養に関連するサルコペニア ………… 42
栄養評価 ……………………………… 106
栄養不良 ………………………………… 88
栄養補助食品 ……………… 115, 120, 126
栄養療法 ……………………………… 154
笑顔 …………………………………… 135
エネルギー需要 ……………………… 164
嚥下関連筋のサルコペニア …………… 54
嚥下困難 ………………………………… 91
嚥下障害 …………………………… 53, 142
　　―に対する対処 ………………… 143
嚥下調整食（学会）分類2013 ……… 86, 92
炎症性サイトカイン ……………… 38, 65
温度感受性TRP受容体作動薬 ……… 144

◆か
介護食品 ……………………………… 122
介助者 ………………………………… 130
化学療法剤 …………………………… 162
下限閾値 ………………………………… 74
下肢筋量減少 …………………………… 68
下肢筋力低下 …………………………… 68
カゼイン ……………………………… 123
家族 …………………………………… 130
下腿三頭筋周囲萎縮 …………………… 68
カタボリッククライシス …………… 153
活性酸素 ………………………………… 38
活動に関連するサルコペニア ………… 42
カットポイント …………………… 59, 60
合併症 ……………………………… 49, 50
ガラガラ声 …………………………… 133
カルシウム …………………………… 116
加齢性筋肉減少症 ……………………… 8
加齢性変化 ……………………………… 43
カロテノイド ………………………… 139
がん患者 ……………………………… 161
環境 ……………………………………… 33
感染 ……………………………………… 51
漢方薬 ………………………………… 121
関連要因 ……………………………… 138
危険因子 …………………………… 35, 46
機序 ……………………………………… 37
基本的ADL ……………………………… 47
筋衛星細胞 ……………………………… 39
筋蛋白合成能の低下 …………………… 37
筋肉量 ………………………………… 110

▶索引

筋量減少······················12
筋量増大·····················102
筋量測定······················59
筋量低下·······················9
筋力基準値····················74
筋力向上·····················102
筋力水準······················76
筋力測定······················60
筋力低下················9, 12, 14
筋力トレーニング···········96, 102
　　─の推奨プログラム········103
黒胡椒精油···················144
経管栄養·····················127
経口摂取率低下···············142
経口的栄養補助食品········115, 120
継続しやすい運動··············99
下痢······················94, 127
原因·························42
　　─別分類··················42
健康度自己評価···············69
原発性サルコペニア············9
効果がみられやすい運動·······96
口腔ケア·····················133
高血圧························29
咬合力························88
抗誤嚥薬····················144
高齢者栄養管理の心得10か条···130
高齢者糖尿病·················156
高齢者の高齢化···············22
誤嚥性肺炎···········54, 141, 142
　　─の予防··················126

国民健康づくり対策············85
骨格筋指数·····················9
骨折················50, 69, 71, 137
骨粗鬆症··················72, 115
骨密度·······················71

◆さ

在宅療養高齢者···············136
サテライト細胞············39, 66
サルコペニア············113, 163
　　─診断手順················10
　　─の遺伝的要因············32
　　─の機序··················37
　　─の原因··················42
　　─の診断··················61
　　─の診断フロー············62
　　─の性差··················33
　　─の定義················9, 12
　　─の有病者数··············15
　　─の有病率················13
サルコペニア肥満······8, 29, 51
酸化ストレス·················38
脂質異常症···················30
疾患················45, 49, 50
　　─に関連するサルコペニア··42
膝伸展筋力···················74
湿性嗄声·····················133
脂肪比率·····················139
死亡リスク···················51
主観的運動強度···············98
手段的ADL···················47

術後早期合併症	162
出生時体重	138
術前栄養状態	162
症候群	77
食事のタイミング	121
食思不振	163
食事量	132
食品の偏り	130
食欲低下	90
除脂肪体重	106
自立閾値	74
シロスタゾール	145
神経系機能低下	40
心血管病	51
身体活動低下	44
身体機能低下	9, 12, 14
身体機能の測定方法	60
身体的フレイル	18
―の概念モデル	18
診断	61
診断基準	11, 58
スタチン	31
スマイルケア食品	122
性	99
生活習慣病	27
性差	33
脆弱性	17
生体インピーダンス法（BIA）	110
性ホルモン	82
―低下	40
摂食・嚥下障害	53, 141
―の診断フローチャート	56
―のメカニズム	54
―のリスク因子	55
摂食行動能力の低下	92
摂食量	131
咀嚼困難	91

◆た

体脂肪	110
体重	109
―測定	131
宅配サービス	122
立ち上がりテスト	24
脱水	134
担がん患者	161
たんぱく質	94, 113
チアゾリジン薬	158
地域包括ケアシステム	86
長期臥床高齢者	151
調理の工夫	90
治療法	79
低栄養	106, 109, 111, 119, 163
―状態	125
―対策	86
―予防の食生活指針	120
低骨密度	69, 71
テオフィリン	145
テストステロン	82
転倒	50, 69, 70, 104
―ドミノ	137
殿部の痛み	139

▶索引

動作自立 ··· 75
動作能力 ··· 74
糖尿病 ···································· 27, 51, 156
動脈硬化 ··· 29
トレーニング ······································ 102

◆な

二次性サルコペニア ················ 9, 42, 54
二重エネルギー X 線吸収法（DXA）······ 59
日内リズム ·· 121
日光浴 ·· 154
乳和食 ·· 123
認知機能 ·· 117
認知症 ·· 52, 146
　　—の栄養管理 ······························ 149
　　—の原因疾患による症候の違い ······ 146
　　—の重症度別の栄養学的問題点 ······ 147
　　—の発症に関与する栄養学的因子 ···· 148
　　—の診かた ·································· 146
粘度調整 ·· 134
年齢 ··· 99
脳血管障害 ·· 104

◆は

バイオマーカー ···································· 63
　　—の種類 ·· 64
肺活量 ··· 72
配食事業 ·· 86
バランス ··· 77
ビタミン ··· 45
ビタミン D ········· 81, 94, 114, 116, 123, 154

ビタミン E ·· 139
ビタミン K ·· 116
必須アミノ酸 ··································· 154
肥満 ·· 29, 158
病期 ··· 11
フレイル ······································· 8, 17
　　—に関するステートメント ········ 17
　　—の概念モデル ··························· 19
フレイルサイクル ························ 20, 88
プレサルコペニア ···························· 163
分枝鎖アミノ酸 ································· 81
分食 ·· 131
便秘 ··· 94
ホエーたんぱく質 ···························· 123
歩行検査 ·· 60
歩行速度 ·· 14
歩行能力測定 ····································· 96

◆ま

慢性炎症 ······································ 38, 65
ミオカイン ··· 65
味覚異常 ·· 131
メタボリックシンドローム ·············· 158
メトホルミン ··································· 158

◆や

薬物療法 ·· 154
有酸素性運動 ······································ 98
有病者数 ·· 15
有病率 ································ 13, 138, 161
ユビキチン・プロテアソーム系 ········ 40

予後不良 …………………………………… 162
予防 ………………………………… 80, 94, 96, 158

◆ら
罹患実態 ……………………………………… 12
リハビリテーション …………………… 101, 153
リフィーディング症候群 ……………………… 128
臨床症候 ……………………………………… 68
ロイシン ……………………… 45, 81, 114, 164

老嚥 …………………………………………… 54
老年症候群 …………………… 32, 43, 44, 137
ロコモ 25 ……………………………………… 24
ロコモーションチェック（ロコチェック）… 24
ロコモーショントレーニング（ロコトレ）… 25
ロコモティブシンドローム …………………… 22
　―の概念 …………………………………… 23
ロコモ度テスト ……………………………… 24

サルコペニア30のポイント
高齢者への適切なアプローチをめざして

2018年7月1日　初版第1刷発行

編　集	関根里恵・小川純人
発行人	宮定久男
発行所	有限会社フジメディカル出版
	大阪市北区同心 2-4-17 サンワビル 〒530-0035
	TEL 06-6351-0899 ／ FAX 06-6242-4480
	http://www.fuji-medical.jp
印刷所	奥村印刷株式会社

ⒸRie Sekine and Sumito Ogawa, printed in Japan 2018
ISBN978-4-86270-168-8

* JCOPY ＜(社)出版者著作権管理機構＞
本書の無断複製は著作権法上の例外を除き禁じられています。
複製される場合は、その都度事前に、(社)出版者著作権管理機構
（電話 03-3513-6969, FAX 03-3513-6979, E-mail：info@jcopy.or.jp）
の許諾を得てください。

*乱丁・落丁本はお取り替えいたします。
*定価は表紙カバーに表示してあります。